Monthly Book *Derma.*

編集企画にあたって

JN115761

　このたび「Monthly Book Derma.」特集「皮膚疾患とマイクロバイオーム」の編集企画の機会をいただきました.

　皮膚は人体の最外層に位置する臓器であり，微生物やアレルゲンの侵入，外界変化の刺激などから身体を守るバリアとしての機能が求められています．例えば，表皮角化細胞は表皮の90%を占め，皮膚最外層である角層を形成し，物理的なバリアとしての役割を果たしています．加えて，自然免疫の機構，免疫学的なバリアにおいても重要な役割を果たしており，様々なサイトカイン，ケモカイン，抗菌ペプチドを産生します．抗菌ペプチドとは10～50個前後のアミノ酸からなり，広域の抗菌活性を持つペプチドのことです．

　一方，皮膚のバリア形成には，その場に存在する常在菌も重要な役割を果たしていることがわかってきました．常在菌が存在することで病原性微生物の繁殖を抑制していると考えられていることに加え，皮膚免疫応答にも影響を与えている可能性が示唆されています．

　常在菌は口腔，胃，腸，皮膚など全身に生息し，一人の成人には約1,000種類，数百兆個の細菌が生息すると見積もられており，このような常在菌叢を構成する個々の細菌種のゲノムの集合体を「マイクロバイオーム」と呼びます．

　昨今の皮膚科関連の講演会や研究会において，「マイクロバイオーム」というキーワードを耳にする機会が増えているのではないかと思います．「マイクロバイオーム」は皮膚バリアにおける重要な役割を果たしているのみならず，様々な皮膚疾患の病態形成においても大きな影響を与えていることが次々にわかってきました．今回の特集号ではこのキーワードに焦点を当て，エキスパートの先生方にご執筆いただいております．本企画によって読者の皆様が「マイクロバイオーム」に対する理解を深め，皮膚疾患との関連性について興味を持っていだけるようになれば幸いです．

　最後に，本特集号においてご執筆いただいた先生方と編集スタッフの皆様に改めて厚くお礼申し上げます．

2021年8月

森実　真

KEY WORDS INDEX

WRITERS FILE
ライターズファイル
（50音順）

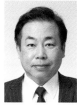

岡本　成史
（おかもと　しげふみ）

1991年	東北大学歯学部卒業
1994〜96年	日本学術振興会, 特別研究員
1995年	東北大学大学院歯学研究科博士課程修了（博士（歯学））
1995〜98年	米国南カリフォルニア大学医学部留学
1998年	大阪大学歯学部口腔細菌学講座, 助手
2000年	同大学大学院歯学研究科口腔細菌学教室, 助手
2004年	福岡歯科大学, 講師
2006年	独立行政法人医薬基盤研究所, 研究員
2014年	金沢大学医薬保健研究域保健学系病態検査学講座, 教授
2021年	同大学新学術創成研究機構, 教授（革新的統合バイオコア先端的ヘルスケアサイエンスユニット, ユニットリーダー）

清水　潤
（しみず　じゅん）

1989年	防衛医科大学校卒業 同大学第2内科入局
2004年	埼玉医科大学第3内科研究生修了
2008年	聖マリアンナ医科大学
2011年	同, 准教授

中島沙恵子
（なかじま　さえこ）

2003年	大阪医科大学卒業 京都大学皮膚科入局
2012年	同大学大学院医学研究科卒業
2012〜15年	日本学術振興会特別研究員（PD）
2015〜17年	米国国立衛生研究所, 客員研究員（Dr. Yasmine Belkaid研究室）
2017年	京都大学皮膚科, 助教
2019年	同, 講師
2021年	同大学大学院医学研究科炎症性皮膚疾患創薬講座, 特定准教授

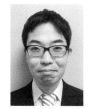

川崎　洋
（かわさき　ひろし）

2004年	慶應義塾大学卒業 初期臨床研修医（静岡赤十字病院／慶應義塾大学病院）
2006年	慶應義塾大学皮膚科, 専修医（同大学医局入局）
2007年	同大学大学院医学研究科内科系皮膚科学
2011年	日本予防医学協会, リサーチレジデント
2013年	東京電力病院皮膚科, 副科長
2014年	北里大学北里研究所病院皮膚科, 医員
2015年	慶應義塾大学医学部コーセー スキンケアアレルギー予防医学寄附講座, 特任助教
2016年	理化学研究所科学技術ハブ推進本部（現：科技ハブ産連本部）医科学イノベーションハブ推進プログラム, 上級研究員 同研究所統合生命医科学研究センター（現：生命医科学研究センター）皮膚恒常性研究チーム, 上級研究員
2019年	慶應義塾大学皮膚科, 非常勤講師（兼務）
2021年	理化学研究所統合生命医科学研究センター免疫器官形成チーム, 上級研究員（皮膚恒常性研究チームを兼務）

杉田　隆
（すぎた　たかし）

1986年	明治薬科大学卒業
1988年	同大学大学院修了
1996年	理化学研究所バイオリソースセンター, 研究員
1998年	明治薬科大学微生物学研究室, 助手
2003年	同, 講師
2007年	同, 准教授
2013年	同, 教授

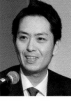

森実　真
（もりざね　しん）

2000年	岡山大学卒業 倉敷中央病院, 研修医
2002年	岡山大学大学院医歯学総合研究科入学
2005年	国家公務員共済組合連合会呉共済病院皮膚科, 医員 岡山大学医学部・歯学部附属病院皮膚科, 医員
2007年	米国カリフォルニア大学サンディエゴ校皮膚科学講座, 博士研究員
2009年	岡山大学病院皮膚科, 医員 同, 助教
2018年	同, 講師 同大学大学院医歯薬学総合研究科皮膚科学分野, 教授

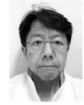

河野　通良
（こうの　みちよし）

1999年	久留米大学卒業
2000年	大阪大学医学系研究科環境・生態機能学講座, 特別研究生
2003年	同大学先端科学イノベーションセンター, 特任研究員
2005年	同大学医学系研究科環境・生態機能学講座, 助手
2007年	慶應義塾大学皮膚科学講座, 助手
2010年	米国ペンシルバニア大学皮膚科, 訪問研究員
2012年	東京歯科大学市川総合病院皮膚科, 助教
2014年	同, 講師

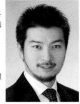

冨田　秀太
（とみだ　しゅうた）

2002年	名古屋大学大学院工学研究科卒業（工学博士） 愛知県がんセンター, および名古屋大学
2008〜13年	米国カリフォルニア UCLA, 博士研究員
2013年	近畿大学ゲノム生物学教室, 講師
2015年	岡山大学大学院医歯薬学総合研究科革新的医療技術創出拠点, 准教授
2019年	同大学病院ゲノム医療総合推進センター, 准教授

安岡　秀剛
（やすおか　ひでかた）

1997年	慶應義塾大学卒業 同大学内科学教室入局
2004年	同大学内科学教室, 助手
2005年	米国ピッツバーグ大学呼吸器内科, ポストドクトラルアソシエイト
2008年	慶應義塾大学内科学教室, 助教
2014年	同, 専任講師
2018年	藤田保健衛生大学（現, 藤田医科大学）リウマチ・膠原病内科講座, 教授

INDEX

Monthly Book *Derma.* No. 313／2021.9 ◆目次

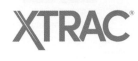
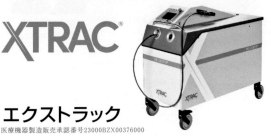

皮膚疾患とマイクロバイオーム

◆編集企画／岡山大学教授　森実　真　　◆編集主幹／照井　正　　大山　学

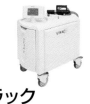
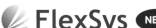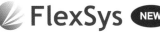
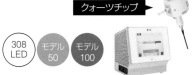
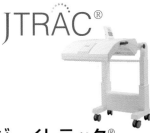

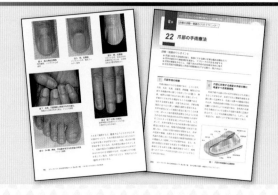

MB Derma, 313：1-7, 2021.

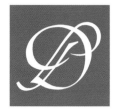

◆特集／皮膚疾患とマイクロバイオーム

皮膚とマイクロバイオーム

杉田　隆* 張　音実**

Key words：マイクロバイオーム（microbiome），バイオフィルム（biofilm），*Cutibacterium*, *Staphylococcus*, *Malassezia*

Abstract　皮膚は生体が外界に接する境界面に位置する構造物であり，そこには数百を超える細菌，真菌あるいはウイルスが絶妙なバランスをとりながら集合体（マイクロバイオーム）として存在している．細菌マイクロバイオームは *Staphylococcus* spp., *Cutibacterium acnes* および *Corynebacterium* spp. が優位であるが，その存在比率は身体部位（脂漏部位，乾燥部位，湿部位，足底）により異なる．一方で真菌マイクロバイオームは，足底以外は部位にかかわらず *Malassezia restricta* と *M. globosa* で大部分を占める．これが細菌と真菌マイクロバイオームの大きな相違である．皮膚微生物は，自身で抗菌物質を産生して外来病原菌の侵入あるいは増殖を阻止するなど，ヒトの健康増進に大きく寄与している．一方で，構成バランスが破綻すると疾患へと進展することがある．本稿では，皮膚マイクロバイオームの性質について概説した．

はじめに

マイクロバイオーム"microbiome"は，微生物"microbe"と全体を意味する"-ome"の造語であり，この用語が広く知られるようになったのは，米国・国立衛生研究所（NIH）による"Human Microbiome Project"の発足による影響が大きい（https://hmpdacc.org）[1]．従来の"フローラ"から"マイクロバイオーム"としたことで，"微生物の集合体（叢）"という意味が強調された．皮膚に限れば皮膚フローラは，これまでのアクネ菌や黄色ブドウ球菌のような限定的な研究対象微生物としてとらえるよりも，皮膚に存在する数百菌種以上の微生物の集団社会と考えるようになった．尋常性痤瘡やアトピー性皮膚炎におけるアクネ菌や黄色ブドウ球菌との関連性についても，これらの菌種の異常増殖というよりも微生物社会集団の構成

と機能の破綻，ディスバイオーシス（dysbiosis）の結果と理解すべきである[2]．これらの微生物社会集団を質的に，かつ量的な解析を可能としたのは，解析手法の劇的な進化，ハイスループットシーケンス（いわゆる次世代シーケンス）と定量PCRの登場である．

皮膚マイクロバイオームの解析については，2000年くらいまでは培養法，すなわち，皮膚検体を適当な培地で増殖させて，各々の菌株を同定する方法が主流であった．この方法で行うと数十菌種程度，好気条件なら，*Staphylococcus aureus*（黄色ブドウ球菌），*S. epidermidis*（表皮ブドウ球菌），*Corynebacterium* spp.（コリネバクテリウム）と *Micrococcus luteus*（ミクロコッカス・ルテウス）くらいであろう．2000年以降には，培養を介さない非培養法が適応されるようになった．皮膚検体（鱗屑など）から直接DNAを抽出し，特異プライマーを用いてそれをPCRにより検出する方法である．高感度検出が可能であるものの，菌種ごとにプライマーを作製する必要があるため，網羅的

* Takashi SUGITA, 〒204-8588 清瀬市野塩2-522-1 明治薬科大学微生物学研究室，教授
** Otomi CHO，同，特命研究員

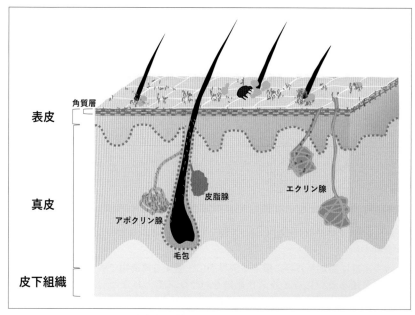

図 1. 皮膚の構造とマイクロバイオーム
主に表皮には好気性菌と通性嫌気性菌，毛包，皮脂腺と汗腺には
通性嫌気性菌と偏性嫌気性菌が存在する．

な解析を行うには煩雑である．その後，次世代シーケンサー(ロシュ社製 454 GS FLX やイルミナ社製 MiSeq/HiSeq など)が開発されたことにより，皮膚には数百を超える多種多様な微生物(細菌，真菌，ファージを含むウイルス)が存在していることが明らかになった．

　本稿では，① 皮膚マイクロバイオームの解析手法，② 皮膚マイクロバイオームの全容と微生物間相互作用について論じる．また，各々の疾患と皮膚マイクロバイオームの関係については他稿を参照されたい．

皮膚マイクロバイオームの局在と影響を与える因子

　皮膚は表皮と真皮の 2 つの異なる層から構成され，最外層は分化した角質層(ケラチノサイト)である(図1)．ここに毛包，皮脂腺，および汗腺が存在するが，各々の環境が異なるため，そこに増殖する微生物種も異なる．

　微生物を酸素分圧における増殖能で分類すると，酸素存在下で増殖する好気性菌と酸素存在下では増殖できない嫌気性菌に大別できる．後者はさらに，酸素の存在の有無にかかわらず増殖でき

る通性嫌気性菌と，酸素存在下では全く増殖できない偏性嫌気性菌に分類できる．したがって，皮膚表層では好気性菌と通性嫌気性菌が存在し，毛包，皮脂腺，あるいは汗腺中には通性嫌気性菌あるいは偏性嫌気性菌が存在することになる．皮膚微生物の主要な栄養源は，皮脂(主にトリグリセリドと脂肪酸)と汗(アミノ酸，ビタミンや重金属など)である．皮膚を培地に例えるならば，皮脂と汗は培地成分となるため，その組成あるいは比率が異なれば，そこに増殖する微生物の種類や菌量に影響を与える．身体の皮膚を微生物の栄養源の点から分類すると，皮脂の多い頭頸部や体幹，比較的乾燥している四肢，水分の多い腋窩，皮脂腺のない足底に分類できる．このため，身体部位によって皮膚マイクロバイオームは異なる．この培地の組成は宿主の基礎疾患や遺伝的要素(フィラグリン遺伝子やディフェンシン遺伝子)以外にも，例えば，性別，年齢，居住環境，スキンケアの方法などもマイクロバイオームの構成に影響を与える因子となる[3]．個人間のマイクロバイオームの多様性は著しい．言い換えれば，個人に特徴的なマイクロバイオームが形成される．その性質を利用して，マイクロバイオーム解析の結果から個人

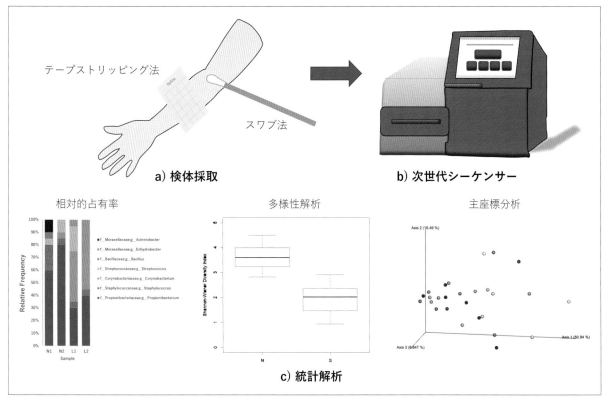

図 2. マイクロバイオーム解析の流れ
皮膚検体の採取後，皮膚微生物の DNA 抽出，DNA シーケンシングを行い，試験目的に応じた解析（相対的占有率，多様性，主座標分析など）を行う．基本的な解析は QIIME2（https://qiime2.org）で行える．

認証も可能である[4]．一方で，個人内のマイクロバイオームは長期に安定である[5]．

皮膚マイクロバイオームの網羅的解析手法[6]～[9]

網羅的な解析のための統一されたプロトコールは存在しないが，① 皮膚検体の採取，② 皮膚微生物の DNA 抽出，③ DNA シーケンシング，④ 解析，の順で解析を行う（図 2）．

1．皮膚検体の採取

スワブ法とテープストリッピング法が汎用されている．前者は界面活性剤を含む緩衝液に綿棒を浸してスワブする．部位にかかわらず簡便に検体採取が可能であるが，採取者により採取量のばらつきが認められる．後者はオプサイト™のような医療用テープを用いてストリッピングを行う．短時間で広範囲の面積から高い再現性で採取できるが，その後の DNA 抽出には高い技術が必要であり，また腋窩や頭皮からの採取はできない，などのそれぞれ長所と短所がある．

2．DNA 抽出

様々な DNA 抽出キットが商品化されているが，グラム陽性菌や真菌のような強固な細胞壁を有する微生物は機械的な破砕も検討すべきである．その他，検体採取の方法によらず宿主由来の DNA も大量に同時に抽出されることに注意を要する．

3．DNA シーケンシング

アンプリコン解析（Amplicon）とメタゲノム解析（Whole genome metagenomics）により行う．前者は微生物の rRNA 遺伝子を，細菌あるいは真菌共通プライマーを用いて PCR 増幅し，次世代シーケンサーを用いて得られたアンプリコンを網羅的にシーケンスする方法である．細菌では 16S rRNA 遺伝子の V1～V3 領域を，真菌では rRNA 遺伝子のスペーサー領域である ITS，あるいは 26S（28S）rRNA 遺伝子の D1/D2 領域が解析対象となる．いずれも，属あるいは種レベルでの解析結果を得ることができる．メタゲノム解析は，微

表 1. 身体部位ごとの優先菌種（文献 8 より引用，一部改変）

	脂漏部位	乾燥部位	湿部位	足 底
細 菌	*Cutibacterium acnes* *Staphylococcus epidermidis* *Corynebacterium tuberculostearicum* *Staphylococcus capitis* *Corynebacterium simulans*	*Cutibacterium acnes* *Corynebacterium tuberculostearicum* *Streptococcus mitis* *Streptococcus oralis* *Streptococcus pseudopneumoniae*	*Corynebacterium tuberculostearicum* *Staphylococcus hominis* *Cutibacterium acnes* *Staphylococcus epidermidis* *Staphylococcus capitis*	*Corynebacterium tuberculostearicum* *Staphylococcus hominis* *Staphylococcus warneri* *Staphylococcus epidermidis* *Staphylococcus capitis*
真 菌	*Malassezia restricta* *Malassezia globosa* *Malassezia sympodialis*	*Malassezia restricta* *Malassezia globosa* *Aspergillus tubingensis*	*Malassezia globosa* *Malassezia restricta* *Tilletia walkeri*	*Malassezia restricta* *Trichophyton rubrum* *Malassezia globosa*
ウイルス （含むファージ）	*Cutibacterium* ファージ 伝染性軟属腫ウイルス メルケル細胞ポリオーマウイルス	伝染性軟属腫ウイルス *Cutibacterium* ファージ メルケル細胞ポリオーマウイルス	伝染性軟属腫ウイルス *Cutibacterium* ファージ ヒトポリオーマウイルス6	*Cutibacterium* ファージ メルケル細胞ポリオーマウイルス アルファパピローマウイルス

生物ゲノムを一定のサイズに断片化し，それをランダムにシーケンスする．すべての DNA を対象とするため，rRNA 遺伝子のみならず，機能を有する遺伝子までもが解析できる．このため，解析対象を DNA ではなく RNA を用いることで，皮膚上で発現している機能遺伝子を調べることも可能となる．さらに微生物のみならず，細菌が保有しているウイルス（ファージ）まで検出できる．

4. マイクロバイオーム解析

各々の菌種の相対的占有率，多様性（Shannon diversity index）や主座標分析（Principal Coordinate Analysis）といった基本的な解析は，QIIME2（https://qiime2.org）により簡便に行うことができる．解析目的にもよるが，1 検体あたりおおむね数万リードの解析を行うのが一般的である．

皮膚マイクロバイオームの構成と生存戦略

1. 細菌マイクロバイオーム[2]

身体全体としては，*Cutibacterium acnes*（以前の分類では *Propionibacteirum acnes*，アクネ菌），*Corynebacterium* spp.，あるいは *Staphylococcus* spp. が優先菌種となる．表 1 に身体部位ごとの上位優先菌種を示す．

a）*Cutibacterium acnes*

Cutibacterium acnes は，嫌気環境である毛包を中心とした脂漏部位で優位（全細菌の約 3/4）とな

るが，これは自ら多数のリパーゼを保有し，それらを細胞外に分泌することで，皮脂中のトリグリセリドをグリセリンと脂肪酸に分解し自身の栄養を獲得する一方，他の皮膚微生物へ栄養を供給する役割も担っている．それ故，*C. acnes* の皮膚定着量と皮脂量には正の相関がある．また，皮膚のタンパク質から重要な炭素およびエネルギー源となるアルギニンを遊離させることができるプロテアーゼを産生する．さらに，*C. acnes* はピロールが 4 つ結合した環状構造を示すポルフィリンを産生することも特徴である．尋常性痤瘡の病変部に紫外線を照射するとピンク色を呈するが，これは *C. acnes* のポルフィリンが蛍光を発するためである．

b）*Corynebacterium* spp.

身体の湿部位（腋窩や足底など）あるいは脂漏部位に多く存在し，この属には，*C. tuberculostearicum*，*C. afermentans*，*C. simulans* や *C. kroppenstedtii* などが含まれる．*Corynebacterium* も脂質栄養要求性であるが，自らの細胞内で脂質を合成できないため，皮脂と角質層中の脂質成分を栄養素として利用している．本菌は耐塩性であることから，エクリン腺のような高塩濃度の存在下でも増殖することができる．なお，いわゆる"体臭"は，宿主の汗中のアミノ酸や短鎖脂肪酸を前駆体として *Corynebacterium* の酵素反応による二次代謝産

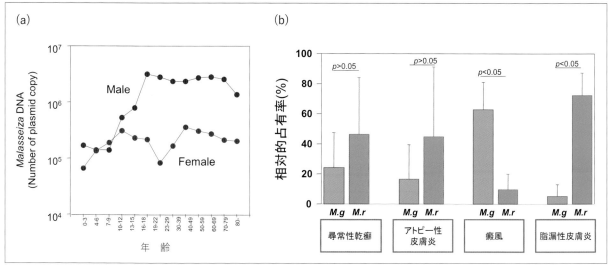

図 3. 真菌マイクロバイオームの特徴
a：各年齢ごとの皮膚 *Malassezia* 定着量．0〜80 歳までの男女 770 例の頬部の *Malassezia* 定着量を qPCR で定量した．
b：*Malassezia* 関連皮膚疾患における主要構成菌種の比率．患者病変部中の *Malassezia* 定着量を qPCR で定量し，*M. globosa* と *M. restricta* の比率を示した（*M. g*：*M. globosa*，*M. r*：*M. restricta*）．

物による．

c）*Staphylococcus* spp.

Staphylococcus は環境適応性が非常に高いため，あらゆる部位に存在しており，通性嫌気性菌であることから毛包などの低酸素環境でもうまく適応している．耐塩性であるため，高塩濃度環境でも増殖が可能であり，汗中の尿素を窒素源として利用することもできる．本属にはアトピー性皮膚炎の増悪因子となる *S. aureus* と，健常人の優先菌種である *S. epidermidis*，*S. hominis* あるいは *S. capitis* などのコアグラーゼ陰性ブドウ球菌（coagulase-negative staphylococci；CNS）が存在するが，*S. aureus* は健常人皮膚にはほとんど存在しない．これは，健常人皮膚の pH は弱酸性であり，この環境では *S. aureus* は増殖できないことに起因する．

2．真菌マイクロバイオーム

足底を除けば身体部位にかかわらず *Malassezia* spp. が優先菌種となり，かつ *M. restricta* と *M. globosa* の 2 菌種で大部分の真菌マイクロバイオームが構成される[8]．これが細菌マイクロバイオームとの大きな違いであるが，なぜ部位にかかわらず *Malassezia* が優位となるかは不明である．本菌は環境中には存在せずに，ヒトを含めた哺乳類動物の皮膚のみに存在している．寄生的な性状のためか，ゲノムサイズも他の真菌に比べて小さく，わずか 8 Mbp で保有遺伝子も 4,000 程度である．*Malassezia* は好脂性であるが，自ら脂質を合成できないため，細胞外にリパーゼを分泌することで皮脂を分解して栄養素としている．そのため皮膚定着量と皮脂量には相関があり，皮脂腺が活発な思春期ごろに最も定着量が高くなる（図 3-a）[10]．*Malassezia* は健常人皮膚の常在菌真菌であるが，脂漏性皮膚炎，癜風の原因，あるいはアトピー性皮膚炎の増悪因子の 1 つと考えられている．健常人および *Malassezia* 関連皮膚炎患者皮膚のいずれにおいても優先菌種は *M. restricta* と *M. globosa* であるが，量的には疾患ごとに異なることも興味深い（図 3-b）[11]．脂漏性皮膚炎は *M. restricta* が優位であるが，癜風は *M. globosa* が優位となる．

3．ウイルス（含むファージ）マイクロバイオーム

ウイルスに普遍的な DNA/RNA 塩基配列が存在しないため，アンプリコンシーケンス解析はできない．このため，ショットガンメタゲノミクスシーケンス解析を行うことになる．表 1 に身体部位ごとのウイルスを示したが，宿主間に著しい多様性が観察される．尋常性痤瘡患者においては，

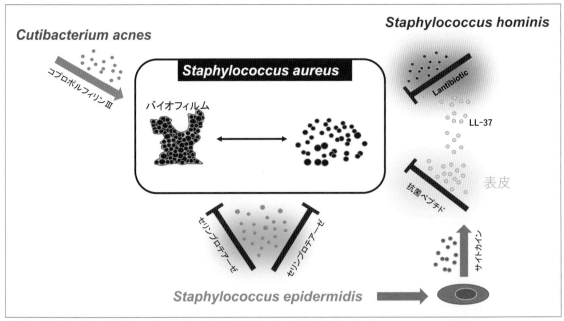

図 4. 黄色ブドウ球菌とその他の皮膚マイクロバイオームの相互作用
黄色ブドウ球菌のバイオフィルム形成に対して, CNS である *S. epidermidis* と *S. hominis* は抑制的に働くが, *Cutibacterium acnes* のコプロポルフィリンⅢは促進的に働く. 宿主由来の抗菌ペプチドも抑制的に作用する.

ファージ保有アクネ菌とファージを保有しないアクネ菌で炎症能が異なるとの報告がある. 表1の上位ウイルスとしての記載はないが, 真菌 *Malassezia* にもウイルス保有株(マイコウイルス)が存在し, ウイルスを保有しない株とは Toll 様受容体を介した炎症反応が異なることも知られている[12].

皮膚マイクロバイオーム間の相互作用

上述したように, 細菌では *Staphylococcus* spp., *C. acnes* および *Corynebacterium* spp. が皮膚の優先菌種であるが, このなかでとりわけ, "悪"の代表が *S. aureus* である. *S. aureus* は健常人の鼻腔に存在しているものの, 皮膚からは通常, 有意に検出されることはない. これは他の皮膚微生物との絶妙な相互作用の結果である(図4). 一般に細菌は高密度状態あるいはバイオフィルムを形成することで, 環境ストレスに抵抗を示す. CNS の1つである *S. epidermidis* はセリンプロテアーゼ(グルタミルエンドペプチダーゼ)を細胞外に分泌し, これにより *S. aureus* のバイオフィルムと宿主細胞との接着因子を分解する[8]. 一方で, *S. epidermidis* は宿主細胞へ抗菌ペプチ

ドの発現を誘導する. *S. epidermidis* 以外の CNS である *S. hominis* は Sh-lantibiotic-α, β と呼ばれる抗菌ペプチドを産生し, 宿主由来の抗菌ペプチド LL-37 と相乗的に *S. aureus* の増殖を選択的に阻害する. *C. acnes* はプロピオン酸を産生することで皮膚の弱酸性化に寄与しているが, 同時に *C. acnes* が産生するポルフィリン(コプロポルフィリンⅢ)は, *S. aureus* のバイオフィルム形成については促進的に働く. このように, 病原菌あるいは増悪因子としての *S. aureus* が異常増殖して疾患に進展するというよりも, CNS とのディスバイオーシスの結果として, *S. aureus* が選択されたと理解すべきであろう.

真菌と細菌間との相互作用に関する知見は少ないが, *Malassezia* が産生するプロテアーゼが *S. aureus* のバイオフィルム形成を抑制するとの報告もある[13].

おわりに

ほとんどすべての微生物ゲノムデータが蓄積され, また, マイクロバイオーム解析のためのパイプラインも整備されてきた. 今日では, 誰でも比

較的容易，かつ短期間でマイクロバイオームを解析することができるようになった．皮膚マイクロバイオームの構成菌種の全容は明らかにされたので，次は各々の微生物社会を理解し，健全な微生物社会を構築することが健康増進につながると思われる．皮膚科領域でもマイクロバイオーム移植を行うことで，健全な微生物社会を再構築する研究も行われている[14]．

文 献

1) Turnbaugh PJ, Ley RE, Hamady M, et al：The human microbiome project. *Nature*, **449**(7164)：804-810, 2007.

2) Scharschmidt TC, Fischbach MA：What lives on our skin：Ecology, genomics and therapeutic opportunities of the skin microbiome. *Drug Discov Today Dis Mech*, **10**(3-4)：e83-e89, 2013.

3) Grice EA, Segre JA：The skin microbiome. *Nat Rev Microbiol*, **9**(4)：244-253, 2011.

4) Franzosa EA, Huang K, Meadow JF, et al：Identifying personal microbiomes using metagenomic codes. *Proc Natl Acad Sci U S A*, **112**(22)：E2930-E2938, 2015.

5) Oh J, Byrd AL, Park M, et al：Temporal stability of the human skin microbiome. *Cell*, **165**(4)：854-866, 2016.

6) Kong HH, Andersson B, Clavel T, et al：Performing skin microbiome research：A method to the madness. *J Invest Dermatol*, **137**(3)：561-568, 2017.

7) Sugita T, Suto H, Unno T, et al：Molecular analysis of *Malassezia* microflora on the skin of atopic dermatitis patients and healthy subjects. *J Clin Microbiol*, **39**(10)：3486-3490, 2001.

8) Byrd AL, Belkaid Y, Segre JA：The human skin microbiome. *Nat Rev Microbiol*, **16**(3)：143-155, 2018.

9) 張 音実，杉田 隆：皮膚における真菌叢の解析．実験医学別冊：今すぐ始める！ メタゲノム解析 実験プロトコール─ヒト常在細菌叢から環境メタゲノムまでサンプル調製と解析のコツ─（服部正平編），羊土社，pp.156-161, 2016.

10) Sugita T, Suzuki M, Goto S, et al：Quantitative analysis of the cutaneous *Malassezia* microbiota in 770 healthy Japanese by age and gender using a real-time PCR assay. *Med Mycol*, **48**(2)：229-233, 2010.

11) Sugita T：Epidemiology of *Malassezia*-related skin diseases. *Malassezia* and the Skin-Science and Clinical Practice(Boekhout T, et al eds), Springer Verlag, Berlin Heidelberg, pp.65-119, 2010.

12) Park M, Cho YJ, Kim D, et al：A novel virus alters gene expression and vacuolar morphology in *Malassezia* cells and Induces a TLR3-Mediated inflammatory immune response. *mBio*, **11**(5)：e01521-20, 2020.

13) Ianiri G, Heitman J, Scheynius A：The skin commensal yeast *Malassezia globosa* Thwarts bacterial biofilms to benefit the host. *J Invest Dermatol*, **138**(5)：1026-1029, 2018.

14) Myles IA, Earland NJ, Anderson ED, et al：First-in-human topical microbiome transplantation with Roseomonas mucosa for atopic dermatitis. *JCI Insight*, **3**(9)：e120608, 2018.

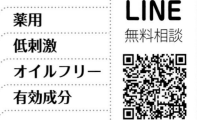
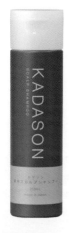 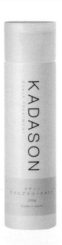
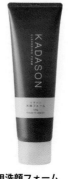 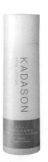 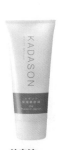
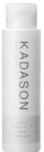
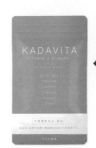
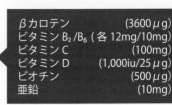

MB Derma, 313：9-15, 2021.

◆特集／皮膚疾患とマイクロバイオーム

アトピー性皮膚炎とマイクロバイオーム

川崎　洋*

Key words：アトピー性皮膚炎(atopic dermatitis)，マイクロバイオーム(microbiome)，細菌叢(microbiota)，dysbiosis，黄色ブドウ球菌(*Staphylococcus aureus*)

Abstract　近年のマイクロバイオーム研究では，アトピー性皮膚炎の病変部皮膚で黄色ブドウ球菌を主体とした細菌種の構成異常(dysbiosis)が生じていることを報告している．Dysbiosis が炎症の原因なのか結果なのか不明な点は多いが，皮膚細菌群はアトピー性皮膚炎の治療標的として注目されている．

　現在のアトピー性皮膚炎における皮膚細菌叢研究の多くは黄色ブドウ球菌を標的としたものが主流であり，病原性を有する黄色ブドウ球菌やその機能を選択的に除去し，健康な常在菌叢を維持しようとする戦略を中心に，病態の解明，および治療の実用化が進みつつある．一方，多様なアトピー性皮膚炎の病態を反映して，アトピー性皮膚炎の患者の皮膚細菌叢の多様性が明らかになってきており，患者個々のマイクロバイオームに対応する個別化医療の実践が今後，重要になると考えられる．

はじめに

　アトピー性皮膚炎は，患者ごとに多彩な臨床像を呈する多因子疾患である．古くは免疫学的側面から研究されることが多かったが，近年は皮膚バリアや皮膚細菌群の病態への関与が注目されている．

　アトピー性皮膚炎と皮膚細菌群との関わりは，病変部で黄色ブドウ球菌が多く検出されることが以前より知られていた．しかし，培養により微生物の存在を把握する程度しか解析手段がなく，培養できるのはごく一部の細菌に限られるため，皮膚に定着する細菌群の皮膚疾患の病態への関与の解明は長らく進まなかった．近年，シークエンス技術の発展により，マイクロバイオーム(microbiome：細菌叢を構成する細菌種の集合ゲノム)を網羅的に解析することが可能となり，アトピー性皮膚炎と細菌群との関わりが急速に解き明かされつつある[1]．本稿では，皮膚細菌群のアトピー性皮膚炎の病態への関与や治療に関する最近の知見を概説するとともに，近年の研究からみえてきた課題を論じる．

アトピー性皮膚炎と dysbiosis

　我々の皮膚では，常在する微生物同士の相互作用のもとに安定した細菌叢が形成され，有害な微生物の定着を防ぐとともに，皮膚免疫システムの調節に影響することが明らかになっている．そして，いわゆる"健康な"細菌叢を維持することが我々の皮膚の恒常性維持，皮膚疾患の発症抑制に重要と考えられている[2]．しかし特定の状況下では，通常は我々にとって有益な細菌群ですら病原性を発揮することがあり，多くの皮膚疾患で dysbiosis と呼ばれる細菌種の構成異常が観察される[3]．Dysbiosis は，特定の細菌種が細菌コミュニティを占有することによる多様性の低下と，細菌

* Hiroshi KAWASAKI，〒230-0045 横浜市鶴見区末広町 1-7-22　国立研究開発法人理化学研究所生命医科学研究センター皮膚恒常性研究チーム/同センター免疫器官形成チーム/慶應義塾大学医学部皮膚科学教室

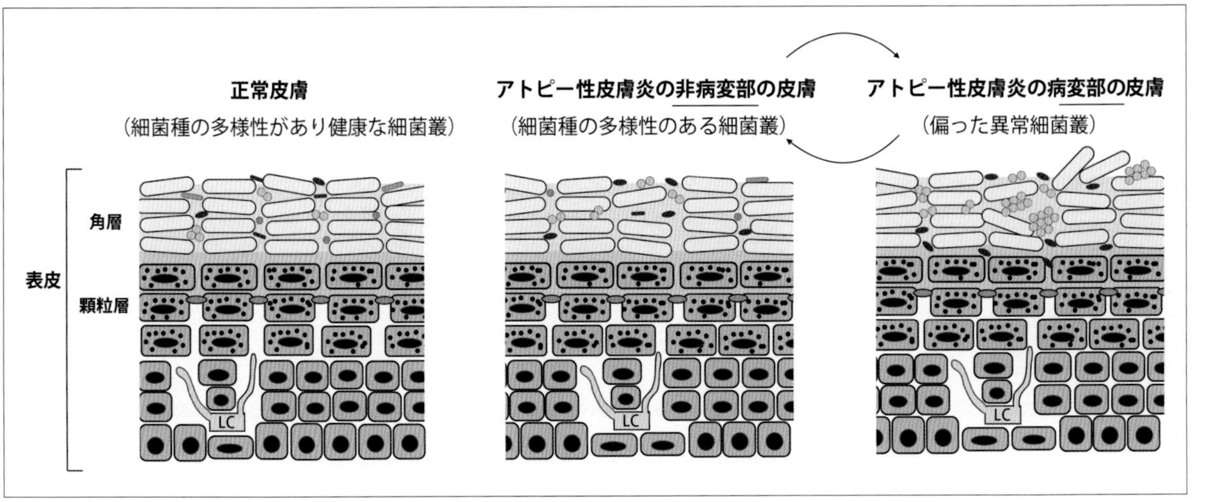

図 1. アトピー性皮膚炎の病変部で観察される dysbiosis（細菌種の構成異常）

（川崎　洋，古関昭彦：ヒト常在菌叢と生理機能・全身疾患（落合邦康監），シーエムシー出版，2020．の図 1 を改変）

正常な皮膚では多種多様な細菌叢が形成され，皮膚の機能維持に寄与している．一方，アトピー性皮膚炎の病変部では，黄色ブドウ球菌に代表される偏った細菌種の増殖による異常な細菌叢（dysbiosis）が観察される．また，アトピー性皮膚炎でも非病変部では細菌種の偏りが回復することが報告されている．

構成そのものが変化することの双方を含有する概念である．Dysbiosis は，細菌叢が疾患の病態に深く関わり，診断や治療の標的となる可能性を示唆する観察事象として注目されている．

アトピー性皮膚炎では，小児アトピー性皮膚炎患者の皮膚から疾患経過に応じて経時的にサンプリングし，細菌叢解析を行ったところ，皮膚炎の増悪期には皮膚細菌叢の多様性が低下し黄色ブドウ球菌の割合が増加した一方で，症状が寛解すると黄色ブドウ球菌の割合は減り，細菌種の多様性が回復することが観察された[4]（図 1）．その後も成人を含めて類似の観察結果が多数報告され，黄色ブドウ球菌を主体とした dysbiosis がアトピー性皮膚炎の特徴であると考えられている[4)5]．また，蛋白質分解酵素である A disintegrin and metalloprotease 17 を表皮特異的に欠損させたアトピー性皮膚炎様皮膚炎を自然発症するマウスモデルでは，黄色ブドウ球菌を中心とする dysbiosis を生じていることが報告され，興味深いことに抗菌治療により正常細菌叢を保つことで皮膚炎の発症・増悪が抑制された[6]．臨床の場においても，次亜塩素酸ナトリウム入浴療法（bleach bath 療法）に代表される抗菌治療の有効性が報告されてい

る[7]．黄色ブドウ球菌を主体とした dysbiosis の形成が炎症の原因なのか結果なのかはいまだに議論されるが，皮膚細菌群はアトピー性皮膚炎の重要な治療標的として注目されている．

アトピー性皮膚炎と黄色ブドウ球菌

黄色ブドウ球菌は，上述のようにアトピー性皮膚炎の病態に関わる主要な病原菌として認識され，現在のアトピー性皮膚炎における皮膚細菌叢研究の多くは黄色ブドウ球菌を標的としたものが主流である．黄色ブドウ球菌が産生する複数の毒素や菌体成分，プロテアーゼなど多くの因子が症状の悪化に関わると報告されている[12]．なかでも，近年は PSMα，PSMγ などの PSM（phenol-soluble modulin）ファミリーの炎症増悪への関与が注目を集めている．皮膚表面の黄色ブドウ球菌は PSMα という外毒素を分泌することで IL-1α，IL-36 のケラチノサイトからの放出を引き起こし，IL-36α 駆動型の γδT 細胞を介した IL-17 依存性の炎症を惹起するとともに，真皮レベルでは IL-1β を介した機序で IL-17 依存性の炎症を引き起こすことで増悪に寄与することが報告されている[8)9]．PSMγ（δ毒素）は真皮のマスト細胞を刺激

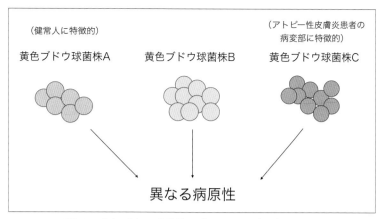

図 2. 黄色ブドウ球菌株の違いによる病原性の違い

同じ細菌種内にあっても系統学的に異なる細菌株間では宿主への免疫学的・病理学的な影響が著しく異なり，細菌株の違いがアトピー性皮膚炎の病態と関連する可能性が指摘されている．また，健常人とアトピー性皮膚炎患者間で優位に観察される菌株が異なることが報告されつつある．

することで皮膚炎症の誘発に関わると報告されている[10]．

また，近年は黄色ブドウ球菌の菌株レベルでの多様性に目を向け，菌株ごとの機能の違いがアトピー性皮膚炎の発症や多様な病態形成に寄与する可能性を指摘した報告もある[11]（図2）．黄色ブドウ球菌株は，MLST（multilocus sequence typing）を元に系統分類されることが多い．7つのハウスキーピング遺伝子のうち，5つ以上を共有する系統を同じ遺伝子群（clonal complex；CC）として定義すると，これまでの報告では，健常人ではCC30型がよくみられるのに対し，アトピー性皮膚炎患者の皮膚ではCC1型が検出される頻度が高いと報告されている[12)~14)]．CC1型の機能的な特徴は十分に明らかになっていないが，CC1型はフィラグリン遺伝子変異を有する皮膚との相関が高いようである[12]．一方，日本人アトピー性皮膚炎乳幼児の黄色ブドウ球菌株解析では，CC1型が検出されたケースは稀であり，CC型の違いによりアトピー性皮膚炎の発症や定着性の違いを認めなかったと報告された．そして，定着する黄色ブドウ球菌株の病原関連遺伝子変異の有無が，生後6か月でのアトピー性皮膚炎の発症と関連したと報告されている[15]．黄色ブドウ球菌の菌株レベルの多様性を考慮した解析は，アトピー性皮膚炎の多様性や病態の複雑性を読み解き，精密医療の実施につなが

る可能性があるものの，その意義に関しては慎重に判断されるべきである．

皮膚細菌叢を標的とした
アトピー性皮膚炎の治療

皮膚細菌叢を標的としたアトピー性皮膚炎の治療として，病原性を有する黄色ブドウ球菌やその機能を選択的に除去し健康な常在菌叢を維持しようとする戦略を中心に，研究，実用化が進みつつある．例えば，コアグラーゼ陰性ブドウ球菌が産生する，黄色ブドウ球菌に対する抗菌物質を用いた局所細菌治療が注目されている[16]．これに関連して，コアグラーゼ陰性ブドウ球菌はクオラムセンシング機構により自己誘導ペプチドを放出することで，黄色ブドウ球菌が産生するPSM産生を阻害し，アトピー性皮膚炎の炎症の抑制につながる機序が報告されている[17]．クオラムセンシングとは，細菌同士が個体間でコミュニケーションをとり，生息密度を把握しながら種々の遺伝子発現を制御する機構である．近年は黄色ブドウ球菌のクオラムセンシング機構阻害を標的とした治療法が考案されつつあり，実用化が期待されている[18)19)]．一方，黄色ブドウ球菌を標的としたバクテリオファージ由来のエンドリシンを用いた臨床試験が報告されているが，この有効性に関しては今後さらなる検証が必要である[20]．

また，皮膚における常在菌移植治療も期待されている．健常人から採取した皮膚常在菌 *Roseomonas mucosa* を患者皮膚に移植することで皮膚炎の改善を得たとする，第 I / II 相試験の結果が米国国立アレルギー・感染症研究所から報告されている[21)22)]．さらに，健常人から単離されたブドウ球菌株(*Staphylococcus hominis* 株)を黄色ブドウ球菌陽性のアトピー性皮膚炎患者に塗布した第 I 相試験が実施され，その副次的評価から黄色ブドウ球菌の減少を通した皮膚炎の改善が期待されている[23)]．今後もアトピー性皮膚炎に限らず，様々な皮膚疾患を対象に皮膚常在菌移植治療の報告が続くと予想されるが，単離培養された細菌群の定着率の問題，長期安全性に関する問題などの課題もあり，同治療の実用化に関しては慎重に判断される必要があると思われる．

最後に，皮膚細菌群がつくる代謝産物に着目した治療に関しても実用化が期待されるものがあり，そのいくつかを紹介する．Ito らは，Th17 型の皮膚炎症を自然発症する Tmem79 欠損マウスにおいて，*Staphylococcus cohnii*(*S. cohnii*)という常在菌が皮膚炎症の抑制に働くことを明らかにした．そして，*S. cohnii* のコロニー形成は，宿主のグルココルチコイド関連経路の活性化と皮膚における抗炎症遺伝子誘導を通して，Th2，Th17 型の皮膚炎症に強力な抑制効果を示した[24)]．*Staphylococcus cohnii* 株そのもの，あるいはこの菌が関わる炎症抑制経路に関わる代謝物を用いることで，アトピー性皮膚炎，尋常性乾癬などの新しい治療創出につながる可能性があり，研究の発展が期待される[24)]．また，温泉内で認められるグラム陰性細菌 *Vitreoscilla filiformis* の 5％溶解物を含むクリームがアトピー性皮膚炎の症状改善に有効であったという，二重盲検無作為化比較試験も報告されている[25)]．我々の皮膚には多くの常在菌が生息し，恒常性維持に寄与する．病原菌の解析だけでなく，常在菌が恒常性を維持する機構の解析から新規治療法の創出につながる可能性があり，研究分野の大きな進展が見込まれる．

アトピー性皮膚炎における皮膚マイクロバイオーム研究・治療の課題

これまで述べたように，ここ数年の皮膚マイクロバイオーム研究の進展は目覚ましく，今後もますます発展していくと予想される．しかしながら，その一方で皮膚細菌群の疾患への関与を正しく理解し，適切に治療手法の確立につなげるための課題も明らかになりつつある．

これまでに報告した研究の多くは，解析対象疾患の患者の多数に共通する細菌種を見いだし，それが関与する病態を理解し，治療に応用することを目指していた．しかし，近年アトピー性皮膚炎は，患者それぞれで異なる遺伝的背景と後天的要素が複雑に絡み合うことで発症に至る，heterogeneous な病態をとる疾患であることが盛んに論じられている[26)27)]．この考えを元に皮膚細菌叢を考えると，皮膚細菌叢の疾患病態への関与が強い患者もいれば，そうでない患者がいるのかもしれない．実際，アトピー性皮膚炎のような炎症性皮膚疾患の細菌叢は，患者ごとに細菌叢パターンや検出する細菌株の種類が異なる可能性が報告されている[11)28)]．病態が多様なアトピー性皮膚炎患者を目の前にした場合は，症状やバイオマーカーに基づき疾患病態を層別化して，層別化された集団ごとに皮膚細菌叢の病態を考え治療法の考案につなげることが，今後重要になると思われる[28)]（図 3）．

また，皮膚は体表面を覆い，常に外部に露出しているため，外部環境が皮膚細菌叢に与える影響を考慮する必要がある．そして，皮膚細菌叢は各宿主皮膚の年齢・肌特性・バリア機能や外部環境，生活因子，免疫状態など，個人の多数の因子との密接な相互作用の結果，現状態が決まる．また，皮膚細菌種の宿主への影響・作用は，上述のように宿主に加え細菌同士の密接な相互作用を考慮して理解すること，細菌株レベルの違いにも着目することも重要である[29)]．さらに腸内と皮膚，体部や顔面と四肢末端における細菌叢など，部位の離れた細菌叢同士の関わりを考慮する重要性も指

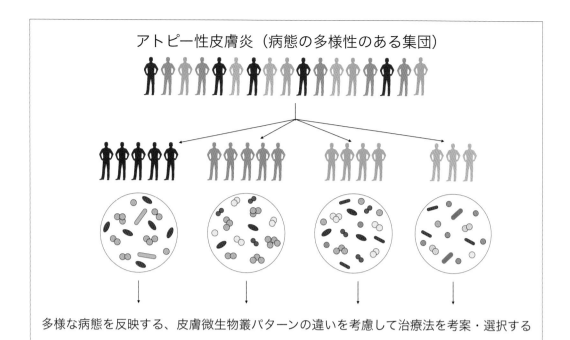

図 3. アトピー性皮膚炎患者の皮膚細菌叢の多様性を考慮した治療戦略

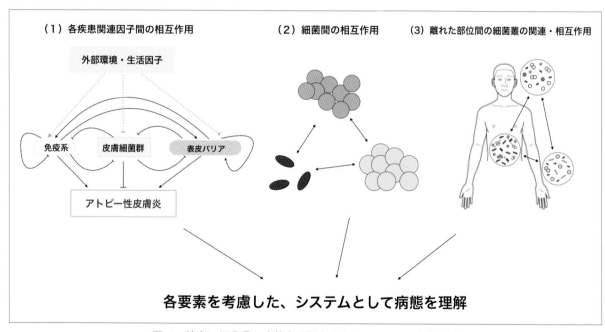

図 4. 精密に細菌叢の病態を理解するためのシステム解析研究

摘されつつある[29]．これからのマイクロバイオーム研究は，これらの各要素間の相互作用と複雑性を考慮するために，各要素を組み込んだシステムとして病態を理解する手法が有効となる可能性もある[30]（図 4）．

おわりに

本稿では，アトピー性皮膚炎における皮膚常在菌叢に着目した研究，治療開発の現況を紹介するとともに，アトピー性皮膚炎の多様性・疾患病態の複雑性を克服し，有意義な結果を導くための今

後の課題を論じた．現在，我々の皮膚に生息する細菌群が，我々の健康や疾患の病態と密接に関わっていることが次々と明らかになってきている．本領域がますます発展し，皮膚細菌群を標的とした新規治療法の開発や，患者個々の常在菌叢の違いを考慮した個別化医療の実践につながることが期待される．

文　献

1) Byrd AL, Belkaid Y, Segre JA：The human skin microbiome. *Nat Rev Microbiol*, **16**：143-155, 2018. doi：10.1038/nrmicro.2017.157.

2) Zeeuwen PL, Kleerebezem M, Timmerman HM, et al：Microbiome and skin diseases. *Curr Opin Allergy Clin Immunol*, **13**：514-520, 2013. doi：10.1097/ACI.0b013e328364ebeb.

3) Catinean A, Neag MA, Mitre AO, et al：Microbiota and Immune-Mediated Skin Diseases-An Overview. *Microorganisms*, **7**：2019. doi：10.3390/microorganisms7090279.

4) Kong HH, On J, Deming C, et al：Temporal shifts in the skin microbiome associated with disease flares and treatment in children with atopic dermatitis. *Genome Res*, **22**：850-859, 2012. doi：10.1101/gr.131029.111.

5) Paller AS, Kong HH, Seed P, et al：The microbiome in patients with atopic dermatitis. *J Allergy Clin Immunol*, **143**：26-35, 2019. doi：10.1016/j.jaci.2018.11.015.

6) Kobayashi T, Glatz M, Horiuchi K, et al：Dysbiosis and *Staphylococcus aureus* Colonization Drives Inflammation in Atopic Dermatitis. *Immunity*, **42**：756-766, 2015. doi：10.1016/j.immuni.2015.03.014.

7) Huang JT, Abrams M, Tlougan B, et al：Treatment of *Staphylococcus aureus* colonization in atopic dermatitis decreases disease severity. *Pediatrics*, **123**：e808-e814, 2009. doi：10.1542/peds.2008-2217.

8) Liu H, Archer NK, Dillen CA, et al：*Staphylococcus aureus* Epicutaneous Exposure Drives Skin Inflammation via IL-36-Mediated T Cell Responses. *Cell Host Microbe*, **22**：653-666. e655, 2017. doi：10.1016/j.chom.2017.10.006.

9) Nakagawa S, Matsumoto M, Katayama Y, et al：*Staphylococcus aureus* Virulent PSMα Peptides Induce Keratinocyte Alarmin Release to Orchestrate IL-17-Dependent Skin Inflammation. *Cell Host Microbe*, **22**：667-677. e665, 2017. doi：10.1016/j.chom.2017.10.008.

10) Nakamura Y, Osherwitz J, Cease KB, et al：*Staphylococcus δ*-toxin induces allergic skin disease by activating mast cells. *Nature*, **503**：397-401, 2013. doi：10.1038/nature12655.

11) Byrd AL, Deming C, Cassidy SKB, et al：*Staphylococcus aureus* and *Staphylococcus epidermidis* strain diversity underlying pediatric atopic dermatitis. *Sci Transl Med*, **9**：eaal4651, 2017. doi：10.1126/scitranslmed.aal4651.

12) Clausen ML, Edslev SM, Nørreslet LB, et al：Temporal variation of *Staphylococcus aureus* clonal complexes in atopic dermatitis：a follow-up study. *Br J Dermatol*, **180**：181-186, 2019. doi：10.1111/bjd.17033.

13) Fleury OM, McAleer MA, Feuillie C, et al：Clumping Factor B Promotes Adherence of *Staphylococcus aureus* to Corneocytes in Atopic Dermatitis. *Infect Immun*, **85**：e00994-16, 2017. doi：10.1128/IAI.00994-16.

14) Harkins CP, Pettigrew KA, Oravcová K, et al：The Microevolution and Epidemiology of *Staphylococcus aureus* Colonization during Atopic Eczema Disease Flare. *J Invest Dermatol*, 138, 336-343, 2018. doi：10.1016/j.jid.2017.09.023.

15) Nakamura Y, Takahashi H, Takaya A, et al：*Staphylococcus* Agr virulence is critical for epidermal colonization and associates with atopic dermatitis development. *Sci Transl Med*, **12**：eaay4068, 2020. doi：10.1126/scitranslmed.aay4068.

16) Nakatsuji T, Chen TH, Narala S, et al：Antimicrobials from human skin commensal bacteria protect against *Staphylococcus aureus* and are deficient in atopic dermatitis. *Sci Transl Med*, **9**：eaah4680, 2017. doi：10.1126/scitranslmed. aah4680.

17) Williams MR, Costa SK, Zaramela LS, et al：Quorum sensing between bacterial species on the skin protects against epidermal injury in atopic dermatitis. *Sci Transl Med*, **11**：eaat8329, 2019. doi：10.1126/scitranslmed.aat8329.

18) Sully EK, Malachowa N, Elmore BO, et al：Selec-

tive chemical inhibition of agr quorum sensing in *Staphylococcus aureus* promotes host defense with minimal impact on resistance. *PLoS Pathog*, **10** : e1004174, 2014. doi : 10.1371/journal. ppat.1004174.

19) Todd DA, Parlet CP, Crosby HA, et al : Signal Biosynthesis Inhibition with Ambuic Acid as a Strategy To Target Antibiotic-Resistant Infections. *Antimicrob Agents Chemother*, **61** : e00267-17, 2017. doi : 10.1128/AAC.00263-17.

20) de Wit J, Totté JEE, van Mierlo MM, et al : Endolysin treatment against *Staphylococcus aureus* in adults with atopic dermatitis : A randomized controlled trial. *J Allergy Clin Immunol*, **144** : 860-863, 2019. doi : 10.1016/j.jaci.2019.05.020.

21) Myles IA, Earland NJ, Anderson ED, et al : First-in-human topical microbiome transplantation with *Roseomonas mucosa* for atopic dermatitis. *JCI Insight*, **3** : e120608, 2018. doi : 10.1172/ jci.insight.120608.

22) Myles IA, Castillo CR, Barbian KD, et al : Therapeutic responses to *Roseomonas mucosa* in atopic dermatitis may involve lipid-mediated TNF-related epithelial repair. *Sci Transl Med*, **12** : eaaz8631, 2020. doi : 10.1126/scitranslmed.aaz 8631.

23) Nakatsuji T, Hata TR, Tong Y, et al : Development of a human skin commensal microbe for bacteriotherapy of atopic dermatitis and use in a phase 1 randomized clinical trial. *Nat Med*, **27** : 700-709, 2021. doi : 10.1038/s41591-021-01256-2.

24) Ito Y, Sasaki T, Li Y, et al : *Staphylococcus cohnii* is a potentially biotherapeutic skin commensal alleviating skin inflammation. *Cell Rep*, **35** : 109052, 2021. doi : 10.1016/j.celrep.2021.109052.

25) Gueniche A, Kanaudt B, Schuck E, et al : Effects of nonpathogenic gram-negative bacterium *Vitreoscilla filiformis* lysate on atopic dermatitis : a prospective, randomized, double-blind, placebo-controlled clinical study. *Br J Dermatol*, **159** : 1357-1363, 2008. doi : 10.1111/j.1365-2133.2008. 08836.x.

26) Bieber T, D'Erme AM, Akdis CA, et al : Clinical phenotypes and endophenotypes of atopic dermatitis : Where are we, and where should we go? *J Allergy Clin Immunol*, **139** : S58-S64, 2017. doi : 10.1016/j.jaci.2017.01.008.

27) Silverberg JI, Silverberg NB : Atopic Dermatitis : A Heterogeneous Disorder. *Dermatol Clin*, **35** : 9-10, 2017. doi : 10.1016/j.det.2017.04.001.

28) Langan EA, Griffiths CEM, Solbach W, et al : The role of the microbiome in psoriasis : moving from disease description to treatment selection? *Br J Dermatol*, **178** : 1020-1027, 2018. doi : 10.1111/bjd.16081.

29) Chen YE, Fischbach MA, Belkaid Y : Skin microbiota-host interactions. *Nature*, **553** : 427-436, 2018. doi : 10.1038/nature25177.

30) Lloyd-Price J, Arze C, Ananthakrishnan AN, et al : Multi-omics of the gut microbial ecosystem in inflammatory bowel diseases. *Nature*, **569** : 655-662, 2019. doi : 10.1038/s41586-019-1237-9.

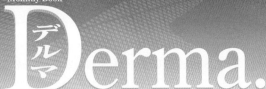

Monthly Book

Derma.

新刊
No.307

日常診療にこの1冊！
皮膚アレルギー診療のすべて

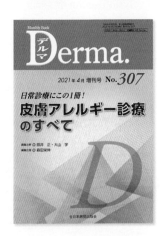

MB Derma. No. 307 2021 年 4 月増刊号
- 編集企画：森田 栄伸（島根大学教授）
- 定価 6,380 円（本体 5,800 円＋税）● B5 判 ● 242 ページ

食物アレルギー、薬疹、接触皮膚炎、アトピー性皮膚炎、蕁麻疹
といったアレルギー性疾患の診療のポイントや新しい考え方を詳説。
プロアクティブ療法のコツやパッチテストの活用法、
薬剤リンパ球刺激試験の実際や学校生活管理指導表の書き方まで、
実地診療に役立つ内容が盛りだくさんの 1 冊です！

● CONTENTS

（株）全日本病院出版会　www.zenniti.com

〒 113-0033　東京都文京区本郷 3-16-4　　電話(03)5689-5989　　FAX(03)5689-8030

MB Derma, 313：17-22, 2021.

◆特集／皮膚疾患とマイクロバイオーム
乾癬とマイクロバイオーム

中島沙恵子*

Key words：皮膚常在微生物叢（skin microbiome），尋常性乾癬（psoriasis），マウス乾癬様皮膚炎（murine psoriasiform dermatitis model），カンジダ（*Candida albicans*），IL-17A 産生 CD4 陽性エフェクター T 細胞（IL-17A producing CD4$^+$effector T cells）

Abstract 皮膚表面には細菌，真菌，ウイルスなどから構成される皮膚常在微生物叢（皮膚マイクロバイオーム）が存在し，免疫細胞とのクロストークを介して宿主の恒常性維持や感染防御に寄与している．尋常性乾癬患者の皮膚では皮膚マイクロバイオームのバランスの乱れ（ディスバイオーシス）が観察され，疾患の病態への関与が示唆されている．皮膚常在真菌は，皮膚に定着することで IL-17A 産生能を持つ T 細胞を局所に誘導する．皮膚常在真菌の 1 つである *Candida albicans*（*C. albicans*）が定着した皮膚では，真菌抗原特異的な IL-17A 産生 CD4 陽性エフェクター T 細胞が誘導され，マウス乾癬皮膚炎が増悪する．すなわち，皮膚常在真菌の 1 つである *C. albicans* が宿主皮膚免疫細胞に影響を与えることで，尋常性乾癬の病態において炎症反応の誘導や増悪に関与する可能性が示された．

はじめに

皮膚表面には多数の細菌，真菌，ウイルスなどの微生物が共生し，皮膚固有の微生物集団を構成しており，これらを皮膚常在微生物叢（皮膚マイクロバイオーム）と呼ぶ．近年の研究技術の進歩に伴いマイクロバイオーム研究が盛んに行われるようになり，健常人や皮膚疾患患者の皮膚におけるマイクロバイオームの様相が明らかになってきている．

尋常性乾癬は，厚い銀白色の鱗屑を伴う角化性紅斑を特徴とする慢性炎症性皮膚疾患の 1 つである．尋常性乾癬では，主に腸管と皮膚においてマイクロバイオーム研究が盛んに行われており，いずれの臓器においても乾癬患者では常在菌叢のバランスの乱れ（ディスバイオーシス）が認められることが報告されている．本稿では，特に皮膚マイクロバイオームに焦点を当て，尋常性乾癬患者の皮膚におけるマイクロバイオームの特徴と，その病態において皮膚常在真菌が果たす役割について最新の研究成果を交えて概説する．

皮膚常在微生物叢

皮膚は体内環境と体外環境を隔てるバリア臓器であると同時に，その表面には多数の細菌，真菌，ウイルスなどの微生物が共生し，皮膚特有の微生物集団を構成している．これらは皮膚マイクロバイオームと呼ばれ，ただ皮膚表面に存在するだけでなく，微生物同士あるいは宿主とのクロストークを介して安定した複雑な生態系を構成している．

皮膚常在細菌叢は近年の次世代シークエンサーを用いた解析手法，すなわち，細菌由来の 16S リボソーム RNA 遺伝子解析により網羅的解析が行われ，その詳細が明らかとなってきている．一般に *Staphylococcus*（ブドウ球菌）属，*Propionibacterium* 属，*Corynebacterium* 属は皮膚に存在する主要な常在細菌であるが，その存在比率は体表の部位やその微小環境によって異なる．例えば，顔

---

* Saeko NAKAJIMA，〒606-8507 京都市左京区聖護院川原町 54 京都大学大学院医学研究科炎症性皮膚疾患創薬講座，特定准教授（皮膚科兼任）

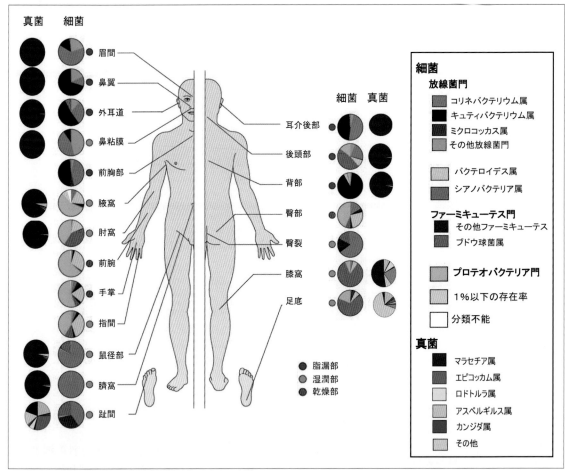

図 1. ヒト成人皮膚常在微生物叢(細菌叢・真菌叢)(文献 1, 2 より引用, 一部改変)
体表部位に特異的な皮膚常在細菌叢. すなわち, 脂漏部位にはコリネバクテリウム属やキュティバクテリウム属が多く, 湿潤部位や乾燥部位にはプロテオバクテリア属が多くみられる. 一方で真菌は, 成人皮膚においてマラセチア属優位である.

面・背部・前胸部などの脂漏部位には *Propionibacterium* 属や *Corynebacterium* 属などの細菌が大勢を占め, 一方, 肘関節屈側や膝関節屈側などの湿潤部位では *Staphylococcus* 属が大勢を占める[1].

体表部位に特異的な構成を持つ細菌叢と比較して, 皮膚真菌叢は最近まで比較的均一であると考えられてきた. すなわち, ヒト成人皮膚に生息している真菌の大半は *Malassezia*(マラセチア)属であり, 次いで *Aspergillus*(アスペルギルス)属, *Penicillium*(ペニシリウム)属が生息し, *Candida*(カンジダ)属や *Trichophyton*(トリコフィトン)属などの生息も確認されているが, 体表の部位による大きな差は認めない. そのなかで足(踵, 爪, 足指の間)のみが比較的バラエティに富んだ複数の種類の真菌の生息を認める(図1)[2]. しかし近年, 14 歳以下の小児の皮膚には成人と比較して, より多くの種類の真菌が生息しており, 成長に伴う皮脂腺の増加や皮脂成分の変化に伴いその多様性が失われて, 成人では, 皮膚常在真菌のほとんどがマラセチア属になるとの報告がなされている[3]. 本データをもとに考えると, 皮膚常在真菌叢は年齢や性別, 人種や生活環境などの違いによる差を認める可能性もあり, 今後のさらなる検討が期待される.

皮膚マイクロバイオームと宿主免疫応答

皮膚表面には多種多様な皮膚常在微生物が存在

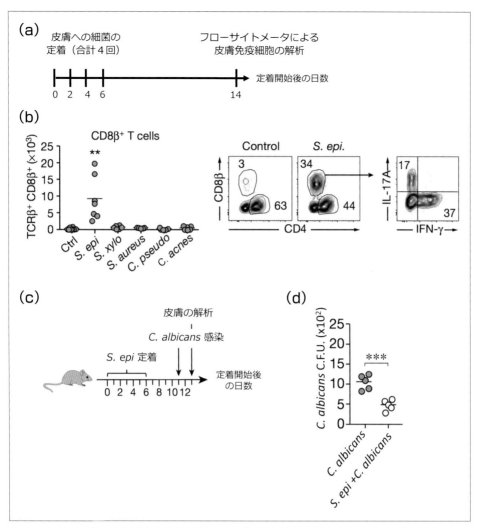

図 2. 皮膚常在細菌が皮膚恒常性維持に果たす役割（文献 5 より転載，一部改変）
a：野生型マウスの耳に液体培地とともに細菌を塗布し，定着させた後，14 日後にフロー
　サイトメータを用いて皮膚免疫細胞の解析を行った.
b：耳介皮膚中の CD8 陽性細胞数（Ctrl：コントロール（液体培地のみ塗布），S. epi：
　Staphylococcus epidermidis, S. xylo：*Staphylococcus xylosus*, S. aureus：*Staphylococcus*
　aureus, C. pseudo：*Corynebacterium pseudotuberculosis*, C. acnes：*Cutibacterium*
　acnes）
c：マウス耳介に S. epi を定着させた後，C. albicans による局所感染を同部位で誘導し，
　感染誘導 2 日後の耳介の皮膚を解析した.
d：感染誘導 2 日後の耳介の C. albicans 量（C. F. U：colony forming unit）（***：p＜0.001）

し，特に皮膚細菌叢は体表部位に特異的な微生物叢を構成している．皮膚内部には定常状態においても様々な免疫細胞が常駐しており，これらが皮膚常在微生物によって何らかの影響を受け得ることは容易に想像できる．皮膚常在微生物と宿主免疫応答についての詳細な検討は，皮膚常在細菌と無菌マウスなどを用いた研究により行われており，皮膚常在細菌または皮膚常在細菌由来の物質

が，宿主の皮膚免疫応答を調節し，皮膚の恒常性の維持や感染防御に貢献していることが明らかになってきている（図 2）[4)5)].

　一方で，皮膚常在真菌が宿主免疫にどのような影響を与えているかについては不明な点が多かった．そこで我々は，皮膚常在真菌が宿主皮膚免疫細胞にどのような影響を与えるかについて，皮膚に定着し得る真菌として *Malassezia furfur, Can-*

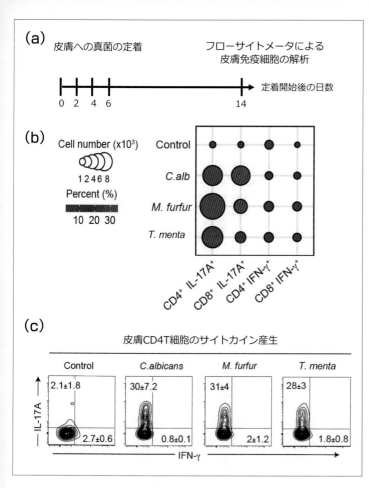

図 3.
皮膚常在真菌が皮膚免疫細胞に果たす役割
(文献 6 より転載, 一部改変)
　a：野生型マウスの耳介に, 液体培地で培養
　　した真菌を連続塗布し定着させた後, 14 日
　　目に皮膚免疫細胞をフローサイトメータに
　　より解析した.
　b：各種真菌を定着させた耳における IL-
　　17A 産生免疫細胞の数と割合(*C. alb*：
　　Candida albicans, *M. furfur*：*Malassezia
　　furfur*, *T. menta*：*Trichophyton mentag-
　　rophytes*)
　c：皮膚 T 細胞のサイトカイン産生

dida albicans(*C. albicans*), *Trichophyton menta-
grophytes* を野生型マウスの耳介皮膚に定着させ
た後, 定着部位の皮膚免疫細胞とそのサイトカイ
ン産生能について, フローサイトメータを用いて
詳細に解析し検討した. これら 3 種類の真菌を定
着させたマウスの皮膚では肉眼的・組織学的に明
らかな炎症は惹起されなかったが, 皮膚における
T 細胞(CD4 陽性 T 細胞, CD8 陽性 T 細胞, γδT
細胞)の細胞数と IL-17A 産生能が増加していた
(図3)[6]. この結果より, 皮膚常在真菌も皮膚常在
細菌と同様に, 宿主皮膚免疫細胞に影響を与える
ことが明らかとなった.

乾癬と皮膚マイクロバイオームの関わり

　尋常性乾癬は慢性炎症性皮膚疾患の 1 つで, 病
態の中心は IL-17A/IL-23 を基軸にした免疫応答
であり, その重要性は様々な生物学的製剤の有効
性をみても明らかである.

　尋常性乾癬の病態と皮膚常在微生物との関わり
については, これまでいくつかの報告があるもの
の, 詳細は明らかになっていない[7]. 具体的には,
尋常性乾癬の病変部では健常皮膚と比較して細菌
叢の多様性が失われる傾向にあるとの報告[8]や,
尋常性乾癬の病変部の皮膚で *Malassezia* 以外の真
菌の割合の増加や *Candida* 属の割合の増加が観察
されており[9], 皮膚常在微生物叢のバランスの破
綻(ディスバイオーシス)が尋常性乾癬の病態に関
与していることが示唆されている.

尋常性乾癬において
皮膚常在真菌の果たす役割

　我々は皮膚常在真菌のうち, 乾癬患者の皮疹部
皮膚で健常皮膚よりも多く検出されている *C.
albicans* に注目し, 乾癬の病態にどのように関わ
り得るかについて, イミキモド誘導マウス乾癬様
皮膚炎モデルを用いて検証を行った.

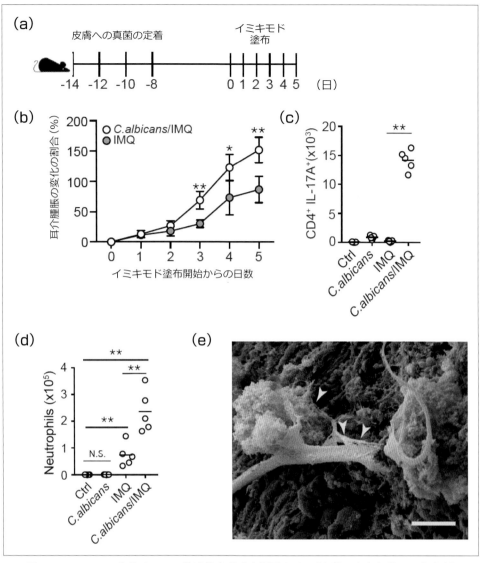

図 4. *C. albicans* 定着はマウス乾癬様皮膚炎を増悪させる(文献 6 より転載,一部改変)
a:モデル.*C. albicans* をマウス耳介に隔日合計 4 日間,塗布定着させ,*C. albicans* 定着を
  確認後にイミキモドを連日塗布し,乾癬様皮膚炎を誘導する.
b:イミキモド塗布後の耳介腫脹の変化の割合(%)
c:イミキモド塗布 5 日目の耳介皮膚 1 枚あたりの IL-17A 産生 CD4 陽性エフェクター T 細胞
d:イミキモド塗布 5 日目の耳介皮膚 1 枚あたりの好中球数
e:イミキモド塗布 5 日目の耳介皮膚表面走査電子顕微鏡像(黄色矢尻:NETs 様構造物,
  Scale bar:100 μm)

　マウス乾癬様皮膚炎モデルは,Toll 様受容体 7
作動薬であるイミキモドをマウス皮膚に連日外用
することで,IL-17/IL-23 を基軸とした乾癬様の
皮膚炎を誘導できるマウスモデルで,近年,乾癬
の病態解析に広く用いられている[10].
　前述の通り,マウス皮膚に *C. albicans* を定着さ
せても肉眼的・組織学的な炎症は誘導されない

が,IL-17A を産生するポテンシャルを持った細
胞が皮膚局所に誘導される.この定着状態を確認
後にイミキモドを 5 日間連続塗布し,乾癬様皮膚
炎がどのように変化するかを検討したところ,*C.
albicans* を事前に定着させたマウスにおける耳介
腫脹が,事前に定着させなかったマウスと比較し
て有意に増悪することを確認できた.この耳介腫

脹は，多数の好中球と IL-17A 産生 CD4 陽性エフェクター T 細胞の皮膚局所での増加を伴っていた（図 4-b, c）．誘導されている CD4 陽性エフェクター T 細胞は Candida 由来の抗原特異的な反応の結果，誘導されており，免疫応答の誘導には表皮ランゲルハンス細胞が必須の細胞であること，さらに C. albicans は炎症収束後の皮膚炎再増悪にも関わっていることが確認できた（未発表データ）．一方，C. albicans 定着により，著明な好中球の皮膚局所への浸潤，neutrophil extracellular traps（NETs）形成も促進されることがわかった（図 4-d, e）．さらに，NET シグナル阻害薬投与により耳介腫脹が有意に減弱したことから，好中球浸潤と NETs 形成は，本モデルにおける炎症の増悪に関与することが明らかになった．本結果から，皮膚常在真菌が尋常性乾癬の病態の増悪に，真菌抗原特異的な免疫応答や好中球による NETs 形成を介して関与する可能性が示された[6]．

おわりに

これまで真菌は，皮膚科領域においては感染症の原因として語られることがほとんどであった．しかしながら，皮膚マイクロバイオーム研究の発展により，実際の皮膚表面は常在微生物叢で覆われており，その構成成分の 1 つとして皮膚常在真菌が存在していることが明らかになってきた．皮膚常在微生物は，健常皮膚では特に明らかな炎症を誘導することなく，宿主や他の常在微生物と共存している．しかしながら，皮膚常在微生物は炎症を誘導しない皮膚でも宿主免疫細胞に何らかの影響を与え，皮膚の恒常性の維持や生体防御に貢献している．我々は，皮膚常在真菌の 1 つである C. albicans が宿主皮膚免疫細胞に影響を与えることで，尋常性乾癬の炎症反応の誘導や増悪に関与することを示した．皮膚常在真菌は，細菌と比較して常在微生物としての役割においていまだ不明な点も多く，細菌やウイルスなどの他種の皮膚常在微生物との関わりも含め，今後のさらなる検討が期待される．

文 献

1) Byrd AL, Belkaid Y, Segre JA：The human skin microbiome. *Nat Rev Microbiol*, **16**(3)：143-155, 2018. doi：10.1038/nrmicro.2017.157.
2) Findley K, Oh J, Yang J, et al：Topographic diversity of fungal and bacterial communities in human skin. *Nature*, **498**(7454)：367-370, 2013. doi：10.1038/nature12171.
3) Jo JH, Deming C, Kennedy EA, et al：Diverse Human Skin Fungal Communities in Children Converge in Adulthood. *J Invest Dermatol*, **136**(12)：2356-2363, 2016. doi：10.1016/j.jid.2016.05.130.
4) Naik S, Bouladoux N, Wilhelm C, et al：Compartmentalized control of skin immunity by resident commensals. *Science*, **337**(6098)：1115-1119, 2012. doi：10.1126/science.1225152.
5) Naik S, Bouladoux N, Linehan JL, et al：Commensal-dendritic-cell interaction specifies a unique protective skin immune signature. *Nature*, **520**(7545)：104-108, 2015. doi：10.1038/nature14052.
6) Hurabielle C, Link VM, Bouladoux N, et al：Immunity to commensal skin fungi promotes psoriasiform skin inflammation. *Proc Natl Acad Sci U S A*, **117**(28)：16465-16474, 2020. doi：10.1073/pnas.2003022117.
7) Yerushalmi M, Elalouf O, Anderson M, et al：The skin microbiome in psoriatic disease：A systematic review and critical appraisal. *J Transl Autoimmun*, **2**：100009, 2019. doi：10.1016/j.jtauto.2019.100009.
8) Langan EA, Kunstner A, Miodovnik M, et al：Combined culture and metagenomic analyses reveal significant shifts in the composition of the cutaneous microbiome in psoriasis. *Br J Dermatol*, **181**(6)：1254-1264, 2019. doi：10.1111/bjd.17989.
9) Takemoto A, Cho O, Morohoshi Y, et al：Molecular characterization of the skin fungal microbiome in patients with psoriasis. *J Dermatol*, **42**(2)：166-170, 2015. doi：10.1111/1346-8138.12739.
10) van der Fits L, Mourits S, Voerman JS, et al：Imiquimod-induced psoriasis-like skin inflammation in mice is mediated via the IL-23/IL-17 axis. *J Immunol*, **182**(9)：5836-5845, 2009. doi：10.4049/jimmunol.0802999.

MB Derma, 313：23-30, 2021.

◆特集／皮膚疾患とマイクロバイオーム

掌蹠膿疱症とマイクロバイオーム

河野通良*

Key words：掌蹠膿疱症(palmoplantar pustulosis), 掌蹠膿疱症性骨関節炎(pustulotic arthro-osteosis), 歯性病巣感染(dental focal infection), 口腔マイクロバイオーム(oral microbiome), UniFrac 解析(UniFrac analysis)

Abstract 掌蹠膿疱症は手掌, 足底に無菌性膿疱を生じる炎症性皮膚疾患である. これまでの後ろ向き研究の結果から, 扁桃炎, 歯性病巣感染の治療により皮膚症状の改善がみられ, 口腔内の病巣感染が関与すると考えられている. そこで我々は, 口腔内病巣感染に起因する口腔内細菌叢の変化が症状と関連している可能性を考え, 掌蹠膿疱症患者の口腔マイクロバイオーム解析を行った. 12 名の患者と 10 名の健常コントロールの唾液の細菌叢を解析したところ, 患者では口腔内のディスバイオーシスが認められ, 患者内での比較においては関節症状を有する群で有意な変化が認められた. 菌種組成の比較解析では *Haemophilus* 属の減少, *Prevotella* 属の増加が認められ, 同様の変化が関節リウマチ, 炎症性腸疾患, IgA 血管炎などでも報告されている. 掌蹠膿疱症は日本人に多くみられる疾患である. ヒト常在細菌叢は国, 地域, 人種によって異なり, 海外の研究データは適用できないため, 本邦での解析データの蓄積は大きな意義を持つと考えられる.

はじめに

掌蹠膿疱症(palmoplantar pustulosis, pustulosis palmaris et plantaris：PPP)は手掌, 足底に無菌性膿疱を生じる炎症性皮膚疾患である. 古くから PPP では扁桃炎, 歯性病巣感染などの口腔内病巣感染が増悪因子と考えられてきた. 近年, PPP 患者の病巣感染に関する後ろ向き研究が報告されるようになり, 8 割近くの症例で病巣感染が認められ, その半数以上で病巣感染の治療により症状の改善がみられている[1~8]. この結果から, 我々は PPP 患者において口腔内病巣感染と関連する口腔内細菌の変化がみられるのではないかと考え, PPP 患者の口腔マイクロバイオーム解析研究の着想に至った. 過去に行われてきた口腔マイクロバイオーム研究では, 歯周病患者のデンタルプ

ラーク解析など歯科領域疾患の研究が中心であったが, 近年では唾液を解析対象として, 全身疾患との関連についての研究が進められている. これまで, セリアック病, シェーグレン症候群, ベーチェット病, 関節リウマチ, IgA 腎症, 炎症性腸疾患などの自己免疫疾患, ファンコニ貧血などの遺伝病, HIV 感染, 臓器移植, 放射線照射などに伴う免疫不全状態, 糖尿病などの代謝性疾患, 膵臓癌, 咽頭癌などの悪性腫瘍と関連する口腔マイクロバイオームの研究成果が報告されている[9]. 本稿では, PPP 患者の唾液検体を対象とした口腔マイクロバイオーム研究について解説する[10].

PPP における口腔内病巣感染の関与

1995 年の Akiyama らの報告以降, PPP 患者における病巣感染の頻度について 8 つの後ろ向き研究が報告されている[1~8]. 多くの報告で 8 割以上の症例に歯性病巣感染が認められ, 2～3 割の頻度

* Michiyoshi KOUNO, 〒272-8513 市川市菅野5-11-13 東京歯科大学市川総合病院皮膚科, 講師

表 1. 掌蹠膿疱症患者における病巣感染の頻度

	歯性病巣	扁桃炎
Akiyama ら[1] (1995)	22/469 (5%)	127/469 (27%)
石黒ら[2] (2000)	60/60 (100%)	5/34 (15%)
山本ら[3] (2001)	54/60 (90%)	
橋本ら[4] (2006)	13/206 (6%)	11/206 (5%)
藤城ら[5] (2015)	38/77 (49%)	21/69 (30%)
Kouno ら[6] (2017)	74/85 (87%)	14/85 (16%)
小林[7] (2018)	292/513 (57%)	112/513 (22%)
森本ら[8] (2019)	25/29 (86%)	

表 2. 掌蹠膿疱症患者における病巣感染の治療効果

	症例数	病巣感染の治療効果
石黒ら[2] (2000)	60	60 例に歯周治療，根尖病巣治療を行い，49 例 (82%) で症状改善．3 例に扁桃摘出術を行い 1 例で症状改善．
山本ら[3] (2001)	31	全 31 症例のうち，歯性病巣治療途中群 17 例中 12 例，治療終了群 14 例中 8 例，合わせて 20 例 (65%) で症状改善．
Kouno ら[6] (2017)	70	歯周病治療または齲歯の抜歯により 70 例中 44 例 (63%) で症状改善．扁桃摘出を受けた 6 例全例で症状改善．
森本ら[8] (2019)	14	14 例に歯周治療，感染根管治療，6 例に歯科金属除去を行い，7 例 (50%) で症状改善．

で扁桃炎が認められる（表 1）．病巣感染治療の皮膚症状に対する効果については 4 つの報告があり，歯性病巣感染治療では半数以上の症例で症状が改善しており，扁桃腺摘出後の改善も認められている[2][3][6][8]（表 2）．このように PPP では多くの症例で口腔内の病巣感染が認められ，病巣感染の治療により一定数の症例で症状の改善がみられることから，我々は PPP と関連する口腔内細菌の変化を調べるため，PPP 患者の口腔マイクロバイオーム解析研究を行った．

次世代シーケンサーを用いた
口腔マイクロバイオームの解析手法

口腔内はその細菌叢の違いから，大きく 3 つの領域（① 頬粘膜，歯肉，口蓋，② 唾液，舌，扁桃，③ デンタルプラーク）に分けられ，それぞれ異なるマイクロバイオームを有する[11]．口腔マイクロバイオーム解析の検体として，歯周プラーク，局所の拭い液，唾液などが用いられているが，このうち唾液のマイクロバイオームが口腔内局所に比べて比較的安定であること[12]から，過去の全身疾患を対象とした研究でも汎用されている．次世代シーケンサーを用いた PPP 患者の口腔マイクロバイオーム解析は，メタ 16S 遺伝子解析により行う．メタ 16S 遺伝子解析は，細菌の 16S 遺伝子の可変領域を共通 PCR プライマーで一括増幅し，そのシークエンス結果をクラスタリングして得られた operational taxonomic unit (OTU) を，データベースと相同性検索して解析することにより構成

菌種の特定や菌種組成の比較を行う手法である[13][14]．16S 遺伝子解析結果から，その遺伝子配列の類似度を指標にして細菌叢を構成する菌種の系統樹が作成され，異なる細菌叢の系統樹を比較して，それらの構成菌種と菌種組成の類似性を解析する．この手法は UniFrac 解析と呼ばれ，細菌叢間の類似性を 0（100% 類似する）〜1（100% 異なる）という距離（UniFrac distance）で表すことが可能であり，さらに UniFrac 解析で得られたデータから距離行列を用いて主座標分析（principle coordinate analysis；PCoA）することにより，複数の細菌叢間の類似性をグラフとして視覚化することができる．

PPP 患者と健常コントロールの
口腔マイクロバイオームの比較

12 名の PPP 患者 (pts) と 10 名の健常コントロール (HCs) を対象として，口腔マイクロバイオームの比較を行った．患者群では PPP のリスクファクターである歯周病，喫煙率が高く，患者の約 6 割で関節症状（pustulotic arthro-osteosis；PAO）が認められた（表 3）．採取した唾液のマイクロバイオームを解析した結果，患者とコントロールの PCoA 解析では両者の分布が明らかに異なり（図 1-a），UniFrac distance 解析では患者同士間，コントロール同士間の距離と比較して，患者-コントロール間の距離が有意に遠く（図 1-b），掌蹠膿疱症患者の口腔マイクロバイオームにおけるディスバイオーシスが認められた．

表 3. 対象とした掌蹠膿疱症患者およびコントロールの背景

	掌蹠膿疱症患者(pts) (n＝12), n(%)	コントロール(HCs) (n＝10), n(%)
性　別		
女　性	8(67%)	3(30%)
男　性	4(33%)	7(70%)
年　齢	53.7±14.6	29.5±2.87
喫煙歴(smoking habit)	9(75%)	3(30%)
歯性病巣感染(periodontitis)	6(50%)	0(0%)
扁桃病巣感染	0(0%)	0(0%)
関節症状(PAO)	7(58%)	NA
PPPASI		
Range	0.4-19.2	NA
Low score group(range)	6(0.4-4.9)	NA
High score group(range)	6(5.4-19.2)	NA

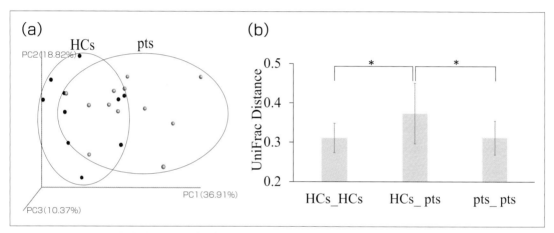

図 1. 掌蹠膿疱症患者(pts)とコントロール(HCs)の口腔マイクロバイオームの
PCoA 解析(a)と UniFrac distance 解析(b)

PPP 患者内での背景，症状の違いによる
口腔マイクロバイオームの比較

　PPP 患者内において，PAO，歯周病，喫煙歴の有無，および症状の重症度(PPPASI)の違いにより口腔マイクロバイオームが異なっているかを調べるため，12 名の PPP 患者を PAO の有無(あり 7 名，なし 5 名)，歯周病の有無(あり 6 名，なし 6 名)，喫煙の有無(喫煙者 9 名，非喫煙者 3 名)，重症度(PPPASI high 6 名, low 6 名)に分けて比較した．UniFrac distance 解析の結果，いずれの比較においても有意差が認められ，患者背景や臨床症状の違いにより口腔マイクロバイオームが異な

ることがわかった(図 2).

PPP 患者と健常コントロールの
口腔マイクロバイオームにおける
構成菌種の比較

　口腔マイクロバイオームにおける構成菌種を比較するため，門レベルと属レベルでの菌種組成の比率を比較検討した．まず門レベルにおいて，ヒト常在細菌の大部分を占める 4 門(*Actinobacteria, Bacteroidetes, Firmicutes, Proteobacteria*)に *Fusobacteria, TM7* を加えた 6 門について検討した結果，PPP 患者ではコントロールと比較して *Proteobacteria* 門が減少していた(図3-a)．属レベ

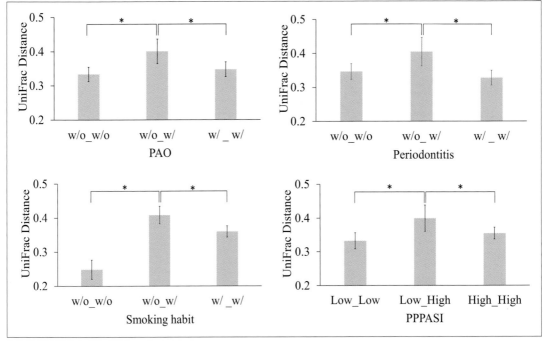

図 2. 患者背景, 症状の違いによる口腔マイクロバイオームの比較 (UniFrac distance 解析)

ルではリード数の多いものから上位 13 菌種について比較したところ, PPP 患者で *Prevotella* 属の増加と *Haemophilus* 属の減少が認められた (図 3-b).

　次に患者内での背景, 症状の違いによる菌種組成の変化を調べるため, PAO, 歯周病, 喫煙歴の有無で患者を分けて, 健常コントロールと比較した. 興味深いことに, PAO の有無により患者を分けてコントロールと比較したところ, PAO のある患者群のみが, PPP 患者全体とコントロールを比較した結果と同様に *Proteobacteria* 門の減少と *Prevotella* 属の増加, *Haemophilus* 属の減少を示した (図 4). 一方, PAO のない患者では, いずれも有意差を認めなかった. この結果から, PPP 患者の口腔内における菌種組成の変化は, PAO のある患者の菌種組成の変化によって特徴づけられている可能性が高いと考えられる. 歯周病のある患者では, これらの菌種組成の変化のうち *Proteobacteria* 門の減少と *Prevotella* 属の増加がみられ, *Prevotella* 属の増加は喫煙歴のある患者でも同様に認められた (図 5). 喫煙歴のある患者では *Firmicutes* 門の増加も認められた. この結果は喫煙が歯周病のリスクファクターであり[15], 過去の報

告において喫煙者の口腔内で *Firmicutes* 門が増加していたことと合致すると思われる[16].

　Haemophilus 属の減少と *Prevotella* 属の増加は, 過去に報告された他の炎症性疾患における口腔マイクロバイオームの解析結果でも認められている. 炎症性腸疾患患者では唾液中の *Haemophilus* 属の減少, *Prevotella* 属の増加がみられ, *Prevotella* 属の増加と唾液中の IL-1β に相関がみられる[17]. IgA 腎症患者の扁桃においても同様の菌種組成の変化が報告されている[18]. 関節リウマチ患者でも, *Prevotella* 属の増加と *Haemophilus* 属の減少が認められており[19], これらの共通した変化が PPP 患者のうち PAO のある患者でのみ有意に認められることを合わせて考えると, 関節炎と関連する菌種構成の変化である可能性も考えられる. PPP 患者の血中および病変部では IL-17 の上昇が認められ, 病態への関与が示唆されているが[20], 歯周病患者においても IL-17 の上昇が報告されている[21]. 歯周病では *Prevotella* 属が IL-17 関連サイトカインを誘導して口腔内の炎症惹起に関与すると考えられている[22]. *Prevotella* 属の増加が PPP 患者に認められ, 患者背景のなかでも特に歯周病, 喫煙と関連していることから, PPP の

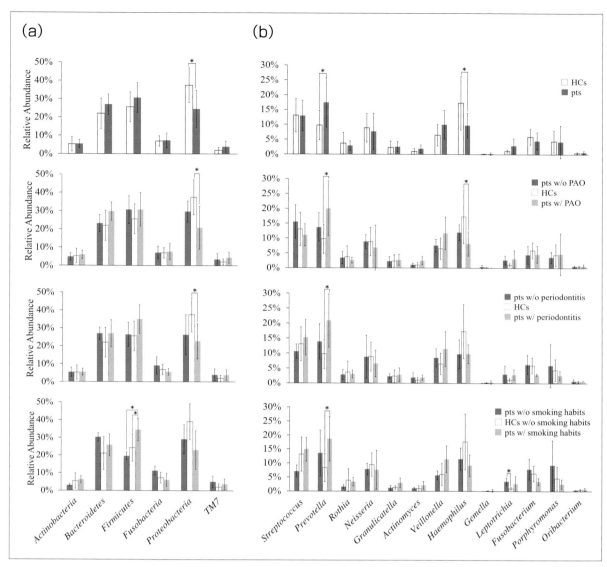

図 3. 患者背景，症状の違いによる門レベル（a），属レベル（b）での菌種組成の比較

発症に歯周病および喫煙が IL-17 関連サイトカインを介して関与している可能性が推測される．

PPP 患者のマイクロバイオームに関する他の研究報告

我々の研究報告の前後にも，PPP 患者のマイクロバイオームに関する 2 つの研究成果が報告されている．1 つは PPP 患者の皮膚の膿疱におけるマイクロバイオーム解析，もう 1 つは我々と同様に PPP 患者の唾液のマイクロバイオーム解析を行った研究報告である．Masuda-Kuroki らは，これまで「無菌性膿疱」と表現されてきた PPP 患者

の膿疱に細菌叢が存在しており，そのなかでも Firmicutes 門が多く存在していることを見いだした[23]．さらに，属レベルでは Staphylococcus が多く認められ，喫煙者の膿疱では非喫煙者に比べて有意に増加していることを示した．Kageyama らは 21 名の PPP 患者を対象として唾液のマイクロバイオーム解析を行い，我々の結果と同様に Proteobacteria 門の減少と Prevotella 属の増加が認められたことを報告している[24]．また，Neisseria 属の有意な現象が Proteobacteria 門の減少に起因すること，歯周病に関連する Schwartzia，TG5 などが増加していることを示した．

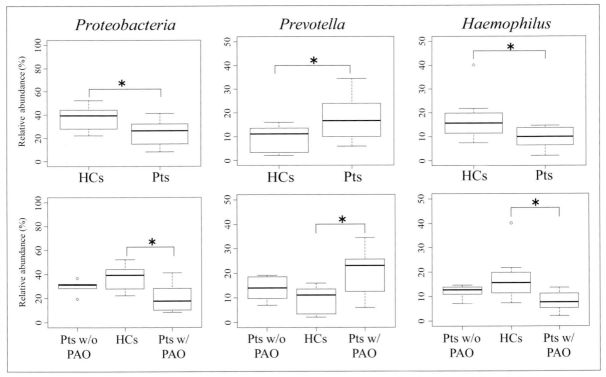

図 4. PPP 患者において構成比率が変化していた菌種について，患者を PAO の有無で分けて
コントロールと比較した結果

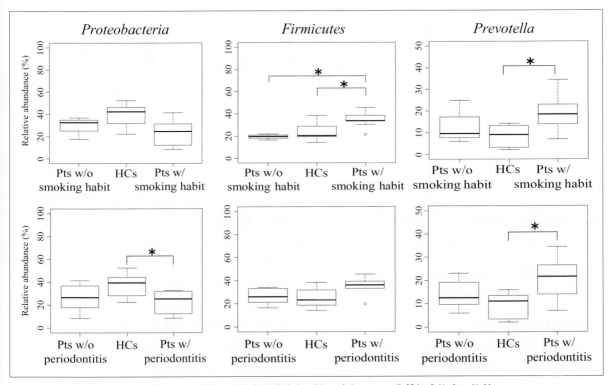

図 5. 喫煙歴（上段），歯性病巣感染（下段）の有無による菌種組成比率の比較

おわりに

　掌蹠膿疱症は日本人に多くみられる疾患である[25]. これまでの研究成果から, ヒトの口腔マイクロバイオームは国や地域, 人種によって大きく異なり, それぞれ特徴的な分布を示すことが知られている[26]. 黒色人種, 白色人種, ラテン民族の口腔マイクロバイオームの特徴をコンピューターに認識させて, 各人種の唾液の識別が可能か調べたところ, 7割以上の確率で一致していたと報告されている[27]. このことから, マイクロバイオーム研究では他の地域や人種のデータを流用することは難しいと考えられ, 特に日本人に多い掌蹠膿疱症のマイクロバイオーム研究は, 我が国で進めていくべき重要な研究課題の1つであると思われる. 今後の症例蓄積による, さらなる研究の発展を期待したい.

文　献

1) Akiyama T, Seishima M, Watanabe H, et al：The relationship of onset and exacerbation of pustulosis palmaris et plantaris. *J Dermatol*, **22**：930-934, 1995.

2) 石黒　壽, 森　和久, 又賀　泉：歯性病巣感染と掌蹠膿疱症との関連に関する臨床的研究. 歯学, **88**：256-271, 2000.

3) 山本洋子, 橋本明彦, 富樫きょう子ほか：掌蹠膿疱症における歯性病巣治療の有効性について. 日皮会誌, **11**：821-826, 2001.

4) 橋本喜夫, 飯塚　一：旭川医科大学最近17年間の掌蹠膿疱症の統計. 臨皮, **60**：633-637, 2006.

5) 藤城幹山, 坪井良治, 大久保ゆかり：当科における過去3年間の掌蹠膿疱症111例の統計学的検討. 日皮会誌, **125**：1775-1782, 2015.

6) Kouno M, Nishiyama A, Minabe M, et al：Retrospective analysis of the clinical response of palmoplantar pustulosis after dental infection control and dental metal removal. *J Dermatol*, **44**：695-698, 2017.

7) 小林里実：掌蹠膿疱症の診断と治療. 皮膚臨床, **60**：1539-1544, 2018.

8) 森本真弘, 浅香卓哉, 鎌口真由美ほか：掌蹠膿疱症と歯科金属アレルギーおよび歯性病巣感染との関連についての検討. 日口外誌, **65**：447-454, 2019.

9) Acharya A, Chan Y, Kheur S, et al：Salivary microbiome in non-oral disease：A summary of evidence and commentary. *Arch Oral Biol*, **83**：169-173, 2017.

10) Kouno M, Akiyama Y, Minabe M, et al：Dysbiosis of oral microbiota in palmoplantar pustulosis patients. *J Dermatol Sci*, **93**：67-69, 2019.

11) Wada WG：The oral microbiome in health and disease. *Pharmacol Res*, **69**：137-143, 2013.

12) Yamanaka W, Takeshita T, Shibata Y, et al：Compositional stability of a salivary bacterial population against supragingival microbiota shift following periodontal therapy. *PLoS One*, **7**：e42806, 2012.

13) 服部正平：ヒトマイクロバイオームの大規模シークエンス解析. 実験医学, **32**：42-48, 2014.

14) 服部正平：健康と疾患のマイクロバイオーム比較解析. 医学のあゆみ, **246**：1077-1081, 2013.

15) Johnson GK, Hill M：Cigarette smoking and the periodontal patient. *J Periodontol*, **92**：1-8, 2004.

16) Wu J, Peters BA, Dominianni C, et al：Cigarrete smoking and the oral microbiome in a large study of American adults. *ISME J*, **10**：2435-2446, 2016.

17) Said HS, Suda W, Nakagome S, et al：Dysbiosis of salivary microbiota in inflammatory bowel disease and its association with oral immunological biomarkers. *DNA Res*, **21**：15-21, 2014.

18) Watanabe H, Goto S, Mori H, et al：Comprehensive microbiome analysis of tonsillar crypts in IgA nephropathy. *Nephrol Dial Transplant*, **32**：2072-2079, 2017.

19) Graves DT, Correa JD, Silva TA：The oral microbioata is modified by systemic diseases. *J Dent Res*, **98**：148-156, 2019.

20) Murakami M, Hagforsen E, Morhenn V, et al：Patients with palmoplantar pustulosis have increased IL-17 and IL-22 levels both in the lesion and serum. *Exp Dermatol*, **20**：845-847, 2011.

21) Abusleme L, Moutsopoulos NM：IL-17：overview and role in oral immunity and microbiome. *Oral Dis*, **23**：854-865, 2017.

22) Larsen JM：The immune response to Prevotella

bacteria in chronic inflammatory disease. *Immunology*, **151** : 363-374, 2017.

23) Masuda-Kuroki K, Murakami M, Tokunaga N, et al : The microbiome of the "sterile" pustules in palmoplantar pustulosis. *Exp Dermatol*, **27** : 1372-1377, 2018.

24) Kageyama K, Shimokawa Y, Kawauchi K, et al : Dysbiosis of oral microbiota associated with palmoplantar pustulosis. *Dermatology*, **237** : 347-356, 2021.

25) Tanaka Y : Psoriatic arthritis in Japan : difference in clinical features and approach to precision medicine. *Clin Exp Rheumatol*, **34** : 49-52, 2016.

26) Gupta VK, Paus S, Dutta C : Geography, ethnicity or subsistence-specific variations in human microbiome composition and diversity. *Front Microbiol*, **8** : 1162, 2017.

27) Mason MR, Nagaraja HN, Camerlengo T, et al : Deep sequencing identifies ethnicity-specific bacterial signatures in the oral microbiome, *PLoS One*, **8**(10) : e77287, 2013.

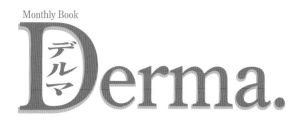

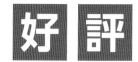

No.300

皮膚科医必携！
外用療法・外用指導のポイント

MB Derma. No.300　2020 年 9 月増大号
編集企画：朝比奈昭彦（東京慈恵会医科大学教授）
定価 5,500 円（本体 5,000 円＋税）　B5 判　186 ページ

外用療法・外用指導の基礎から最新知見までまとめた実践書！

前半では基剤の特徴や具体的な使い分け、混合処方など、外用薬と外用療法に関する基礎理論に加え、外用・スキンケア指導の要点を解説。後半では各種皮膚疾患ごとに項目を立て、製剤選択のポイントや外用の工夫・コツについて、エキスパートが最新知見も加え具体的にまとめています。
日常診療で困ったときに読み返したい、充実の 1 冊です！

▶ CONTENTS

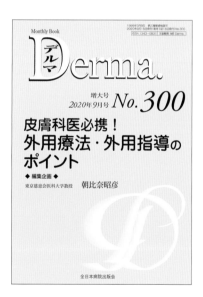

 全日本病院出版会　〒113-0033　東京都文京区本郷 3-16-4　Tel：03-5689-5989
www.zenniti.com　　　　　　　　　　　　　　　　　Fax：03-5689-8030

MB Derma, 313：32-38, 2021.

◆特集／皮膚疾患とマイクロバイオーム

痤瘡とマイクロバイオーム

冨田秀太*

Key words：マイクロバイオーム（microbiome），アクネ菌（*Cutibacterium acnes*），ゲノム（genome），種（species），株（strain），リボタイプ（ribotype），ポルフィリン（porphyrin），ファージ（phage），代替モデル（alternative model）

Abstract　近年，「第二のゲノム」として細菌叢を含む微生物叢（マイクロバイオーム）が注目されており，ヒトの疾患と関連するマイクロバイオームの解明を目的とした研究が広く展開されている．さらには新規治療モダリティとして，マイクロバイオーム（すなわち環境中の細菌・真菌・ウイルスからなるコミュニティである微生物叢）を操作することの潜在的な有用性が注目されている．本稿では，痤瘡と関連する皮膚マイクロバイオームの解析結果について概説するとともに，近年明らかになりつつある皮膚マイクロバイオームのバイオロジーについても概説する．さらに，痤瘡と関連が深いアクネ菌ゲノムの概要や，アクネ菌を標的とした治療モダリティの最前線についても解説する．

痤瘡患者と健常人のマイクロバイオーム

1．サンプリング

　痤瘡と関連するマイクロバイオームの解明を目的として，健常人と痤瘡患者からサンプリングを行った[1]．サンプリング部位によるバイアスを最小限に抑えること，また非炎症性部位からのサンプリングを目的として，鼻からビオレストリップを用いて面皰のサンプリングを実施した．サンプリングに際し，皮膚科医による重症度の診断を行っている．面皰から抽出した核酸を用いて，16S rRNA の可変領域（V1〜V9 領域）を含むほぼ全長配列を対象とした PCR を行い，平均で 1 サンプルあたり 300 個以上のクローニングを実施した．

2．痤瘡患者のマイクロバイオーム

　取得した配列を種（species）レベルで解析した結果，87％がアクネ菌（*Cutibacterium acnes*）由来のものであったが，興味深いことに痤瘡患者群と健常人群の間でアクネ菌の相対比率に有意差はなかった（それぞれ 85％と 87％）（図1）．アトピー性皮膚炎を示す患者のスキンマイクロバイオーム解析では，アトピー性皮膚炎の重症化とともに，黄色ブドウ球菌が支配的に増加するという結果が報告されているが，痤瘡の重症化のプロセスではアクネ菌の支配的な増加はみられなかった．また，表皮ブドウ球菌（*Staphylococcus epidermis*）が 2.3％，アクネ菌と近い *Propionibacterium humerusii* が 1.9％，*Propionibacterium granulosum* が 1.5％であった．その他に *Prevotella oris*，*Staphylococcus capitis*，*Escherichia coli* を含む計 563 種の配列が同定されている．

アクネ菌のサブタイプ：
株（strain）レベルの比較

1．アクネ菌の系統解析

　痤瘡の重症化のプロセスではアクネ菌の支配的な増加はみられなかった一方で，8 割超の配列がアクネ菌由来であった．また，McDowell らの recA 遺伝子や tly 遺伝子，camp 因子を用いた系

* Shuta TOMIDA, 〒700-8558 岡山市北区鹿田町 2-5-1　岡山大学病院ゲノム医療総合推進センター，准教授

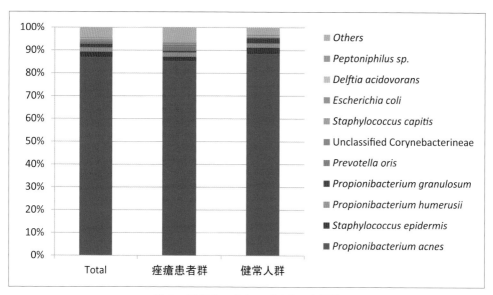

図 1. 痤瘡のマイクロバイオーム解析

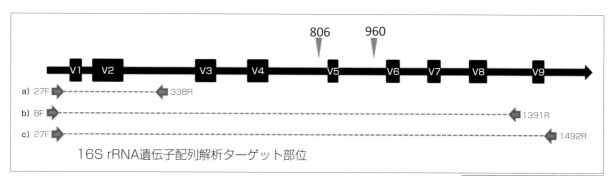

図 2.
16S rRNA の配列解析とリボタイプ解析
　a：Fierer, et al：2008. より
　b：Grice, et al：2009. より
　c：Fitz-Gibbon, et al：2013. より

RT	SNV
1	(control)
2	T806C
3	T960C
4	G1011C*, A1155C
5	G1011C*

統解析により，アクネ菌には大きく type Ⅰ，type Ⅱ，type Ⅲ の存在が示されていたことや[2]〜[4]，複数の遺伝子の配列を用いた MLST 解析からも，アクネ菌の単離株(isolate)レベルの解析と疾患との関連性が示唆されていたことから[5]〜[7]，株(strain)レベルでアクネ菌の詳細な解析を実施した．

2．リボタイプ解析

　我々は，16S rRNA の可変領域(V1〜V9 領域)を含むほぼ全長配列(27F〜1492R)の解析を実施しており，16S rRNA の一塩基バリアント(SNV)のデータをまとめ，リボタイプ(ribotype；RT)として分類を行った(図 2)．最も高頻度にみられる配列をコントロール(RT1)として，16S rRNA の 806 番目の塩基が T から C へ置換している配列をリボタイプ 2 型(RT2)，960 番目の塩基が T から C へ置換している配列をリボタイプ 3 型(RT3)，のように SNV のパターンを用いてリボタイプを定義した．このリボタイプを用いて，16S rRNA の分布を解析してみたところ，RT1，RT2，RT3 は，いずれも健常人と痤瘡患者の両サンプルから検出された．ところが，RT4 と RT5 は，痤瘡患者のサンプルに有意に高頻度に検出されることがわかった．一方で，RT6 は健常人のサンプルで有意に高頻度に検出されることがわかった(表 1)．

表 1. リボタイプ別の健常人由来配列と
痤瘡患者由来配列の割合と P 値

リボタイプ (RT)	健常人由来の配 列の割合(%)	痤瘡患者由来の 配列の割合(%)	P 値
RT1	52	48	0.84
RT2	49	51	0.36
RT3	60	40	0.092
RT4	16	84	0.049
RT5	1	99	0.00050
RT6	99	1	0.025
RT7	1	99	0.15
RT8	0	100	0.0024

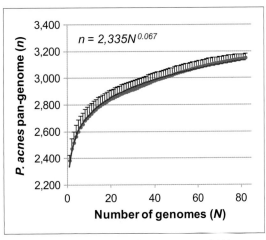

図 3. アクネ菌 82 株のパンゲノム解析

アクネ菌のゲノム解析

1．パンゲノム解析

アクネ菌のリボタイプと全ゲノム配列との関係を明らかにするために，代表的なリボタイプ株の全ゲノム解析を行った．82 株を対象とした全ゲノム解析の結果，アクネ菌ゲノムは 2.50 Mb（2.46〜2.58 Mb），GC＝60％，ゲノムあたりの遺伝子数 2,626 個（2,393〜2,806 個）であった[8]．このゲノム配列情報を踏まえて，アクネ菌ゲノムのパンゲノム（pan-genome）解析を行った（図 3）．パンゲノム解析とは，一定数のゲノムを解析することで新規の遺伝子が見つからなくなるクローズト（closed）ゲノムか，ゲノムを解析する都度に新規の遺伝子が見つかるオープン（open）ゲノムかを判定する．解析の結果，アクネ菌ゲノムはオープンゲノムであり，82 株のアクネ菌ゲノムに含まれる総ユニーク遺伝子数は 3,136 個と算出された．

2．全ゲノム SNV 解析

次に，アクネ菌ゲノムにみられる SNV 解析を実施した．全ゲノム SNV 解析では，まず解析対象株のゲノム情報から，すべての株で共通して保存されている共通領域（コア領域）を抽出した．82 株のゲノム配列を解析した結果，2.20 Mb（88％）領域がコア領域として，すべての株に保存されていることがわかった．この領域に含まれる SNV を解析したところ，計 123,223 の SNV を抽出した．

3．コア領域の SNV を用いた系統樹解析とリボタイプ解析

MEGA を用いて，抽出した SNV 配列長を解析することにより，82 株の系統樹解析を行った．その結果，リボタイプと極めて強く相関する系統樹が得られた（図 4）．大きく RT1，RT4，RT5 と，それに続く RT3 と RT8 からなる系統と，RT2 と RT6 からなる系統に分類できる．RT3 と RT8 は，上述した 960 番目の塩基が T から C へ置換した配列を共有しており，また，RT2 と RT6 は 806 番目の塩基が T から C へ置換した配列を共有していることは興味深い．McDowell らの recA 遺伝子を用いた解析による分類と比較すると，RT1，RT4，RT5 の系統は type ⅠA に属しており，RT3 と RT8 は type ⅠB に属している．また RT2 と RT6 は type Ⅱ に属しており，新規に解析した type Ⅲ は type Ⅱ と隣接するように分類された．

4．株特異的な遺伝子配列

RT2 および RT6 株のゲノムには，ゲノム編集で使われる CRISPR 遺伝子セットが含まれていることは興味深い．また spacer 配列の解析から，過去に感染した可能性があるファージゲノムの一部が解析できる．この結果は，コア領域における SNV/SNP 配列を用いた系統樹解析の結果と極めてよく一致している（図 5）．以上の結果から，コア領域における SNV 配列を用いた系統樹解析は全ゲノム的視点から，各株が有する特徴を極めて強く反映した分類を表しており，この結果と強く

相関するリボタイプを用いたアクネ菌株の分類も，極めて有用な手法であることが示される.

マイクロバイオームのバイオロジー

1．スキンマイクロバイオームのバイオロジー

2015年，UCLA の Kang と Li らによって，ヒト（ホスト）とマイクロバイオームとの関係を解析した興味深い結果が報告された[9]．まず，健常人と痤瘡患者から採取したマイクロバイオームの遺伝子発現プロファイルを解析したところ，痤瘡患者のマイクロバイオームでは，ビタミン B_{12} の生合成経路に関する遺伝子の発現が健常人のものよりも低下していた．次に，ビタミン B_{12}（ヒドロキソコバラミン 1 mg）を健常人に筋肉内注射し（血中ビタミン B_{12} 量が数倍に増加する量），注射の直前・2日後・14日後でマイクロバイオームを採取し，その遺伝子発現プロファイルを解析した．今回の研究では，注射から14日後に採取されたマイクロバイオームでは，ビタミン B_{12} の生合成経路の遺伝子発現プロファイルが注射の直前のもの，注射から2日後のものと比較して有意に低下していた（ビタミン B_{12} がビタミン B_{12} の生合成経路を抑制（ネガティブ・フィードバック）することは以前から知られている）．また興味深いことに，ビタミン B_{12} を筋肉内注射した健常人10人のうち1人が痤瘡を発症した．痤瘡を発症した症例のマイクロバイオームの遺伝子発現プロファイルを解析したところ，痤瘡を発症しなかった9人のものとは異なり，2-オキソグルタル酸からスクシニル CoA への反応酵素をコードするアクネ菌の遺伝子 PPA0693 の発現が最も低かったことから，「蓄積した2-オキソグルタル酸はポルフィリン合成経路に向かい，ポルフィリンが炎症性反応を惹起した」との仮説を示した（ポルフィリンは炎症性反応を誘導すると考えられている）．

2．リボタイプとポルフィリン生産

この仮説を受けて，Johnson と Li らは，アクネ菌のサブタイプ（RT）別にポルフィリンの生産能力（生合成能）と，その制御メカニズムについて詳

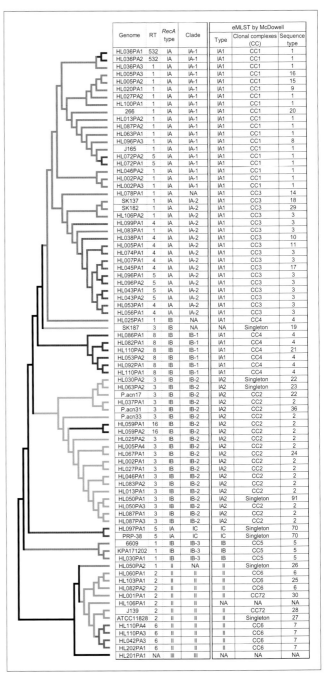

Genome	RT	RecA type	Clade	eMLST by McDowell Type	eMLST by McDowell Clonal complexes (CC)	eMLST by McDowell Sequence type
HL036PA1	532	IA	IA-1	IA1	CC1	1
HL036PA2	532	IA	IA-1	IA1	CC1	1
HL036PA3	1	IA	IA-1	IA1	CC1	1
HL005PA3	1	IA	IA-1	IA1	CC1	16
HL005PA2	1	IA	IA-1	IA1	CC1	15
HL020PA1	1	IA	IA-1	IA1	CC1	9
HL027PA2	1	IA	IA-1	IA1	CC1	1
HL100PA1	1	IA	IA-1	IA1	CC1	1
266	1	IA	IA-1	IA1	CC1	20
HL013PA2	1	IA	IA-1	IA1	CC1	1
HL087PA2	1	IA	IA-1	IA1	CC1	1
HL063PA1	1	IA	IA-1	IA1	CC1	1
HL096PA3	1	IA	IA-1	IA1	CC1	8
J165	1	IA	IA-1	IA1	CC1	1
HL072PA2	5	IA	IA-1	IA1	CC1	1
HL072PA1	5	IA	IA-1	IA1	CC1	1
HL046PA2	1	IA	IA-1	IA1	CC1	1
HL002PA2	1	IA	IA-1	IA1	CC1	1
HL002PA3	1	IA	IA-1	IA1	CC1	1
HL078PA1	1	IA	NA	IA1	CC3	14
SK137	1	IA	IA-2	IA1	CC3	18
SK182	1	IA	IA-2	IA1	CC3	29
HL106PA2	1	IA	IA-2	IA1	CC3	3
HL099PA1	4	IA	IA-2	IA1	CC3	3
HL083PA1	4	IA	IA-2	IA1	CC3	3
HL038PA1	4	IA	IA-2	IA1	CC3	10
HL005PA1	4	IA	IA-2	IA1	CC3	11
HL074PA1	4	IA	IA-2	IA1	CC3	3
HL007PA1	4	IA	IA-2	IA1	CC3	3
HL045PA1	4	IA	IA-1	IA1	CC3	17
HL096PA1	5	IA	IA-2	IA1	CC3	3
HL096PA2	5	IA	IA-2	IA1	CC3	3
HL043PA1	5	IA	IA-2	IA1	CC3	3
HL043PA2	5	IA	IA-2	IA1	CC3	3
HL053PA1	4	IA	IA-2	IA1	CC3	3
HL056PA1	4	IA	IA-2	IA1	CC3	3
HL025PA1	4	IB	NA	IA1	CC4	4
SK187	3	IB	NA	NA	Singleton	19
HL086PA1	8	IB	IB-1	IA1	CC4	4
HL082PA1	8	IB	IB-1	IA1	CC4	4
HL110PA2	8	IB	IB-1	IA1	CC4	21
HL053PA2	8	IB	IB-1	IA1	CC4	4
HL092PA1	8	IB	IB-1	IA1	CC4	4
HL110PA1	8	IB	IB-1	IA1	CC4	4
HL030PA2	3	IB	IB-2	IA2	Singleton	22
HL063PA2	3	IB	IB-2	IA2	Singleton	23
P.acn17	3	IB	IB-2	IA2	CC2	22
HL037PA1	3	IB	IB-2	IA2	CC2	2
P.acn31	3	IB	IB-2	IA2	CC2	36
P.acn33	3	IB	IB-2	IA2	CC2	2
HL059PA1	16	IB	IB-2	IA2	CC2	2
HL059PA2	16	IB	IB-2	IA2	CC2	2
HL025PA2	3	IB	IB-2	IA2	CC2	2
HL005PA4	3	IB	IB-2	IA2	CC2	2
HL067PA1	3	IB	IB-2	IA2	CC2	24
HL002PA1	3	IB	IB-2	IA2	CC2	2
HL027PA1	3	IB	IB-2	IA2	CC2	2
HL046PA1	3	IB	IB-2	IA2	CC2	2
HL083PA2	3	IB	IB-2	IA2	CC2	2
HL013PA1	3	IB	IB-2	IA2	CC2	2
HL050PA1	3	IB	IB-2	IA2	Singleton	91
HL050PA3	3	IB	IB-2	IA2	CC2	2
HL087PA1	3	IB	IB-2	IA2	CC2	2
HL087PA3	3	IB	IB-2	IA2	CC2	2
HL097PA1	5	IA	IC	IC	Singleton	70
PRP-38	5	IA	IC	IC	Singleton	70
6609	1	IB	IB-3	IB	CC5	5
KPA171202	1	IB	IB-3	IB	CC5	5
HL030PA1	1	IB	IB-3	IB	CC5	5
HL050PA2	1	II	NA	II	Singleton	26
HL060PA1	2	II	II	II	CC6	6
HL103PA1	2	II	II	II	CC6	25
HL082PA2	2	II	II	II	CC6	6
HL001PA1	2	II	II	II	CC72	30
HL106PA1	2	II	II	NA	NA	NA
J139	2	II	II	II	CC72	28
ATCC11828	2	II	II	II	Singleton	27
HL110PA4	6	II	II	II	CC6	7
HL110PA3	6	II	II	II	CC6	7
HL042PA3	6	II	II	II	CC6	7
HL202PA1	6	II	II	II	CC6	7
HL201PA1	NA	III	III	NA	NA	NA

図 4．コア領域の SNV に基づくアクネ菌82株の系統樹解析

細な検討を行った[10]．痤瘡患者との関連が示唆される RT4 と RT5 を2株ずつ計4株，健常人との関連が示唆される RT2 の2株と RT6 の計3株について，ポルフィリンの生産能力を比較した．Kang らの報告を検証すべく，ビタミン B_{12} をアクネ菌の培地に加えたところ，RT4/RT5 の全4株でポルフィリンの生産能力が亢進された（培養液

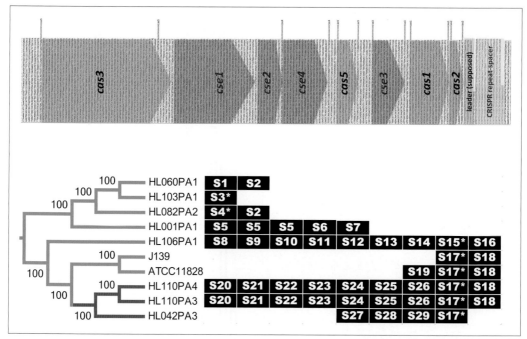

図 5. アクネ菌の CRISPR 配列と RT2 と RT6 株の spacer 配列解析

中に含まれるポルフィリンの量が多くなった）のに対し，RT2/RT6 株ではポルフィリンの生産能力に変化はみられなかった．これらは，RT4 と RT5 株が痤瘡患者由来のサンプルで高頻度に検出されることと合致する結果であった．

3．リボタイプと宿主のバリア機能

さらに近年，宿主の代替生物として線虫（*Caenorhabditis elegans*）を用いて，ホスト（宿主）と共生細菌の関係を解明しようとする試みが報告されている[11]．我々は，線虫を代替モデル宿主とした実験により，一般的なコントロール（OP160 を給餌させた場合）と比較して，非病原性アクネ菌 RT6 株を給餌させることにより，黄色ブドウ球菌への宿主抵抗性が亢進することを確認している（有意に生存期間が延長する）．今後，様々な代替宿主モデルを利用して，リボタイプが異なるアクネ菌による宿主のバリア機能へ与える影響のメカニズムが明らかになりつつある．

マイクロバイオームやリボタイプを 標的とした治療

1．アクネ菌とファージ

ファージは細菌に感染し，感染した細菌に溶菌を引き起こし，細菌は死滅する．我々はビオレストリップからアクネスファージ（*Propionibacterium acnes* phage）48 株を単離し，異なるリボタイプのアクネ菌に感染させて，その感受性と耐性を解析した[12]．その結果，アクネスファージの感染に強い耐性を示すアクネ菌のサブグループの存在を確認した（図 6）．強い耐性を示すアクネ菌サブグループのゲノムを解析したところ，制限修飾系システム（restriction modification system）を有することが明らかとなった．これは，ファージ等によってもたらされる外来 DNA に対する防御システムであり，この作用によりファージの感染に抵抗性を示すことが示唆される．このファージの特異性やアクネ菌の抵抗性を制御することにより，痤瘡の治療モダリティとしての応用が期待されている．

2．アクネ菌を標的とした細菌

昨年，UCSD の Gallo らのグループから，アクネ菌を抑制する細菌 *Staphylococcus capitis*（*S. capitis* E12）の研究が報告された[13]．ちなみに，*S. capitis* は我々の解析[1]でも皮膚マイクロバイオームから検出されている．*S. capitis* E12 株から分泌される抗菌ペプチドは，ケラチノサイトに対して

Propionibacterium acnes Strain	Clade	Ribotype	CRISPR/Cas	PHL071N05	PHL113M01	PHL111M01	PHL082M00	PHL060L00	PHL067M10	PHL112M00	PHL037Z02	PHL115M02	PHL085N00	PHL085M01	PHL114L00	PHL073M02	PHL010M04	PHL066M04
HL036PA1	IA-1	532	−	S	S	S	S	S	S	S	S	S	S	S	S	S	S	S
HL036PA2		532	−	S	S	S	S	S	S	S	S	S	S	S	S	S	S	S
HL036PA3		1	−	S	S	S	S	S	S	S	S	S	S	S	S	S	S	S
HL005PA3		1	−	S	S	S	S	S	S	S	S	S	S	S	S	S	S	S
HL005PA2		1	−	S	S	S	S	S	S	S	S	S	S	S	S	S	S	S
HL020PA1		1	−	S	S	S	S	S	S	S	S	S	S	S	S	S	S	S
HL027PA2		1	−	S	S	S	S	S	S	S	S	S	S	S	S	S	S	S
HL100PA1		1	−	S	S	S	S	S	S	S	S	S	S	S	S	S	S	S
HL013PA2		1	−	S	S	S	S	S	S	S	S	S	S	S	S	S	S	S
HL087PA2		1	−	S	S	S	S	S	S	S	S	S	S	S	S	S	S	S
HL063PA1		1	−	S	S	S	S	S	S	S	S	S	S	S	S	S	S	S
HL072PA2		5	−	S	S	S	S	S	S	S	S	S	S	S	S	S	S	S
HL072PA1		5	−	S	S	S	S	S	S	S	S	S	S	S	S	S	S	S
HL046PA2		1	−	S	S	S	S	S	S	S	S	S	S	S	S	S	S	S
HL002PA2		1	−	S	S	S	S	S	S	S	S	S	S	S	S	S	S	S
HL002PA3		1	−	S	S	S	S	S	S	S	S	S	S	S	S	S	S	S
HL078PA1	IA-2	1	−	S	S	S	S	S	S	S	S	S	S	S	S	S	S	S
HL106PA2		1	−	S	S	S	S	S	S	S	S	S	S	S	S	S	S	S
HL099PA1		4	−	S	S	S	S	S	S	S	S	S	S	S	S	S	S	S
HL083PA1		1	−	S	S	S	S	S	S	S	S	S	S	S	S	S	S	S
HL038PA1		4	−	S	S	S	S	S	S	S	S	S	S	S	S	S	S	S
HL074PA1		4	−	S	S	S	S	S	S	S	S	S	S	S	S	S	S	S
HL005PA1		4	−	S	S	S	S	S	S	S	S	S	S	S	S	S	S	S
HL045PA1		4	−	S	S	S	S	S	S	S	S	S	S	S	S	S	S	S
HL007PA1		4	−	S	S	S	S	S	S	S	S	S	S	S	S	S	S	S
HL096PA1		5	−	S	S	S	S	S	S	S	S	S	S	S	S	S	S	S
HL043PA1		5	−	S	S	S	S	S	S	S	S	S	S	S	S	S	S	S
HL043PA2		5	−	S	S	S	S	S	S	S	S	S	S	S	S	S	S	S
HL053PA1		4	−	S	S	S	S	S	S	S	S	S	S	S	S	S	S	S
HL056PA1		4	−	S	S	S	S	S	S	S	S	S	S	S	S	S	S	S
HL025PA1		1	−	S	S	S	S	S	S	S	S	S	S	S	S	S	S	S
HL086PA1	IB-1	8	−	S	S	S	S	S	S	S	S	S	S	S	S	S	S	S
HL082PA1		8	−	S	S	S	S	S	S	S	S	S	S	S	S	S	S	S
HL110PA2		8	−	S	S	S	S	S	S	S	S	S	S	S	S	S	S	S
HL053PA2		8	−	S	S	S	S	S	S	S	S	S	S	S	S	S	S	S
HL092PA1		8	−	S	S	S	S	S	S	S	S	S	S	S	S	S	S	S
HL110PA1		8	−	S	S	S	S	S	S	S	S	S	S	S	S	S	S	S
HL030PA2	IB-2	3	−	S	S	S	S	S	S	S	S	S	S	S	S	S	S	S
HL063PA2		3	−	S	S	S	S	S	S	S	S	S	S	S	S	S	S	S
HL037PA1		3	−	S	S	S	S	S	S	S	S	S	S	S	S	S	S	S
HL059PA1		16	−	S	S	S	S	S	S	S	S	S	S	S	S	S	S	S
HL059PA2		16	−	S	S	S	S	S	S	S	S	S	S	S	S	S	S	S
HL025PA2		3	−	S	S	S	S	S	S	S	S	S	S	S	S	S	S	S
HL005PA4		3	−	S	S	S	S	S	S	S	S	S	S	S	S	S	S	S
HL067PA1		3	−	S	S	S	S	S	S	S	S	S	S	S	S	S	S	S
HL002PA1		3	−	S	S	S	S	S	S	S	S	S	S	S	S	S	S	S
HL027PA1		3	−	S	S	S	S	S	S	S	S	S	S	S	S	S	S	S
HL046PA1		3	−	S	S	S	S	S	S	S	S	S	S	S	S	S	S	S
HL083PA2		3	−	S	S	S	S	S	S	S	S	S	S	S	S	S	S	S
HL013PA1		3	−	S	S	S	S	S	S	S	S	S	S	S	S	S	S	S
HL050PA1		3	−	S	S	S	S	S	S	S	S	S	S	S	S	S	S	S
HL050PA3		3	−	S	S	S	S	S	S	S	S	S	S	S	S	S	S	S
HL087PA1		3	−	S	S	S	S	S	S	S	S	S	S	S	S	S	S	S
HL087PA3		3	−	S	S	S	S	S	S	S	S	S	S	S	S	S	S	S
KPA171202	IB-3	1	−	S	S	>10^4	S	>10^4	>10^5	>10^6	>10^3	>10^4	>10^4	>10^4	>10^4	>10^4	>10^5	>10^7
HL030PA1		1	−	S	>10^4	S	S	S	>10^2	>10^3	>10^3	>10^3	>10^3	>10^2	>10^3	>10^4	>10^5	>10^2
HL050PA2		1	−	S	S	S	S	S	>10^4	S	S	S	S	S	S	S	S	S
HL060PA1	II	2	+	S	S	S	S	S	S	S	S	S	S	S	S	S	S	S
HL082PA2		2	+	S	S	S	S	S	S	S	S	S	S	S	S	S	S	S
HL001PA1		2	+	S	S	>10^7	S	S	>10^7	S	S	S	S	S	>10^6	S	S	S
HL106PA1		2	+	S	S	S	S	S	S	S	S	S	S	S	S	S	S	S
ATCC11828		2	+	S	S	S	S	S	S	S	S	S	S	S	S	S	S	S
HL110PA3		6	+	S	S	S	S	S	S	S	S	S	S	S	S	S	S	S
HL110PA4		6	+	S	S	S	S	S	S	S	S	S	S	S	S	S	S	S
HL042PA3		6	+	>10^5	S	>10^6	>10^6	S	>10^7	S	>10^7	>10^7	>10^6	>10^4	>10^7	>10^7	>10^7	>10^7
HL202PA1		6	+	S	S	S	S	S	S	S	S	S	S	S	S	S	S	S
HL201PA1	III	N/A	−	>10^7	>10^7	>10^7	>10^7	>10^7	>10^7	>10^7	>10^7	>10^7	>10^7	>10^7	>10^7	>10^7	>10^7	>10^7

S susceptible
10^x fold increase in resistance

図 6. アクネ菌とファージの感受性

毒性がなく，また，他の共生皮膚細菌に対しても殺菌効果を示さなかったことから，これらのデータは，ヒト皮膚マイクロバイオームのメンバーが尋常性痤瘡のバイオセラピーとして役立つことを示しており，新たな痤瘡の治療モダリティとしても注目されている．

まとめ

痤瘡における種（species）レベルのマイクロバイオーム解析，および，株（strain）レベルでのアクネ菌解析について概説した．また，リボタイプと関連するアクネ菌ゲノムの特徴と，そのバイオロジーについて説明した．最後に，マイクロバイオームやリボタイプを標的とした新たな治療法として，ファージや皮膚マイクロバイオームの細菌など，痤瘡を対象とした新たな治療モダリティについて解説した．

文　献

1) Fitz-Gibbon S, Tomida S, Chiu BH, et al：*Propionibacterium acnes* strain populations in the human skin microbiome associated with acne. *J Invest Dermatol*, **133**(9)：2152-2160, 2013. doi：10.1038/jid.2013.21.

2) McDowell A, Valanne S, Ramage G, et al：*Propionibacterium acnes* types Ⅰ and Ⅱ represent phylogenetically distinct groups. *J Clin Microbiol*, **43**(1)：326-334, 2005. doi：10.1128/JCM.43.1.326-334.2005.

3) Valanne S, McDowell A, Ramage G, et al：CAMP factor homologues in *Propionibacterium acnes*：a new protein family differentially expressed by types Ⅰ and Ⅱ. *Microbiology*(Reading), **151**(Pt 5)：1369-1379, 2005. doi：10.1099/mic.0.27788-0.

4) Nagy I, Pivarcsi A, Kis K, et al：*Propionibacterium acnes* and lipopolysaccharide induce the expression of antimicrobial peptides and proinflammatory cytokines/chemokines in human sebocytes. *Microbes Infect*, **8**(8)：2195-2205,

2006. doi：10.1016/j.micinf.2006.04.001.

5) McDowell A, Gao A, Barnard E, et al：A novel multilocus sequence typing scheme for the opportunistic pathogen *Propionibacterium acnes* and characterization of type Ⅰ cell surface-associated antigens. *Microbiology*(Reading), **157**(Pt 7)：1990-2003, 2011. doi：10.1099/mic.0.049676-0.

6) McDowell A, Barnard E, Nagy I, et al：An expanded multilocus sequence typing scheme for *Propionibacterium acnes*：investigation of 'pathogenic', 'commensal' and antibiotic resistant strains. *PLoS One*, **7**(7)：e41480, 2012. doi：10.1371/journal.pone.0041480.

7) Kilian M, Scholz CF, Lomholt HB：Multilocus sequence typing and phylogenetic analysis of *Propionibacterium acnes*. *J Clin Microbiol*, **50**(4)：1158-1165, 2012. doi：10.1128/JCM.r06129-11.

8) Tomida S, Nguyen L, Chiu BH, et al：Pan-genome and comparative genome analyses of *Propionibacterium acnes* reveal its genomic diversity in the healthy and diseased human skin microbiome. *mBio*, **4**(3)：e00003-13, 2013. doi：10.1128/mBio.00003-13.

9) Kang D, Shi B, Erfe MC, et al：Vitamin B12 modulates the transcriptome of the skin microbiota in acne pathogenesis. *Sci Transl Med*, **7**(293)：293ra103, 2015.

10) Johnson T, Kang D, Barnard E, et al：Strain-Level Differences in Porphyrin Production and Regulation in *Propionibacterium acnes* Elucidate Disease Associations. *mSphere*, **1**(1)：e00023-15, 2016. doi：10.1128/mSphere.00023-15.

11) Huang X, Pan W, Kim W, et al：Caenorhabditis elegans mounts a p38 MAPK pathway-mediated defence to *Cutibacterium acnes* infection. *Cell Microbiol*, **22**(10)：e13234, 2020. doi：10.1111/cmi.13234.

12) Liu J, Yan R, Zhong Q, et al：The diversity and host interactions of *Propionibacterium acnes* bacteriophages on human skin. *ISME J*, **9**(9)：2078-2093, 2015. doi：10.1038/ismej.2015.47.

13) O'Neill AM, Nakatsuji T, Hayachi A, et al：Identification of a Human Skin Commensal Bacterium that Selectively Kills *Cutibacterium acnes*. *J Invest Dermatol*, **140**(8)：1619-1628.e2, 2020. doi：10.1016/j.jid.2019.12.026.

MB Derma, 313：39-46, 2021.

◆特集／皮膚疾患とマイクロバイオーム

ベーチェット病とマイクロバイオーム

清水　潤* 鈴木　登**

Key words：ベーチェット病（Behçet's disease），ビフィズス菌（*Bifidobacterium*），乳酸菌（*Lactobacillus*），短鎖脂肪酸（short-chain fatty acids），IgA 結合細菌 DNA 配列解析（IgA-seq）

Abstract　ベーチェット病（Behçet's disease；BD）は厚生労働省の指定難病であり，口腔内アフタ性潰瘍，外陰部潰瘍，皮膚紅斑，ぶどう膜炎，関節炎などが消長する炎症性疾患である．特殊型として，消化管，血管，中枢神経が侵されることがあり，それぞれの臓器に深刻な障害をもたらし得る．発症に地域差や HLA との関連を認めていることより，かねてより病態に細菌・ウイルスの関与が疑われていた．
　我々は，BD にて観察した T 細胞機能異常と関連づける形で，腸内細菌マイクロバイオームを解析した．結果は，健常人に対する明瞭な菌種構成の変化を指摘し得た．BD の免疫機能異常の背景を成すものと推察している．
　現在も世界各国で BD における生体マイクロバイオームの報告が継続されているが，共通点が見いだされるようになってきており，病態解明に資することが期待されている．

はじめに―ベーチェット病について―

　ベーチェット病（Behçet's disease；BD）は，1937年にトルコの皮膚科医フルス・ベーチェットによって提唱された疾患である．しかし，現在の判断での疑い症例はヒポクラテスの書（流行病第3巻）の記述までさかのぼり，少なくとも数千年の歴史が想定されている．BD の有病率には地域差があることもかなり古くから知られていた．現在でも，いわゆるシルクロード沿いに頻発しており，なかでもトルコの有病率が最も高い[1)2)]．

　元来，東アジアには少ない疾患であったが，20世紀後半に日本において急増した．21世紀に入ると，増減はあるものの，おおよそ国内全体で2万名弱程度で推移している．米国やフランスの研究では，移民の有病率は国固有の人々と変わらない

* Jun SHIMIZU，〒216-8511 川崎市宮前区菅生 2-16-1　聖マリアンナ医科大学免疫学・病害動物学，准教授
** Noboru SUZUKI，同，教授

ことが明らかになっており，歴史的に外的因子の重要性が指摘されている疾患である．

　外的因子には，本特集のテーマである微生物の関与も推定されてきた．BD 口腔内には *Streptococcus sanguinis* という菌が多く，免疫担当細胞は，その *Streptococcus* 抗原や，菌およびヒト由来のヒートショック蛋白（HSP）に過剰反応を示す．

　また，BD 高罹患率地域は，最大の疾患感受性遺伝子 HLA-B51 を保有するヒトの多い地域と重なっている[2)]．病態における内的な遺伝素因の関与や，後述する機能異常を示す免疫担当細胞の重要性を示唆する．

　ベーチェット教授の報告では，侵襲臓器として取り上げられているのは口腔粘膜，眼，外陰部であり，その長期にわたる再発性の炎症を疾患の特徴として掲げた．現在でも疾患特異的な検査所見や画像所見は確立されておらず，診断は主に臨床所見による．本邦で使用されている厚生労働省の診断基準では，主症状として ① 口腔粘膜のアフタ性潰瘍（全体の98％に認める[1)]），② 皮膚症状

（87％），③ 眼症状（69％），④ 外陰部潰瘍（73％）の4症状が列挙されている．

副症状として挙げられているのは，① 関節炎（同57％），② 副睾丸炎（6％），③ 回盲部潰瘍に代表される消化器病変（16％），④ 血管病変（9％），⑤ 中枢神経病変（11％）と，多岐にわたる．主症状4項目を認めるものを「完全型」，部分的な場合は「不全型」，「疑い」と分類されるが，やはり診断には症状の反復や増悪を認めることが重要となる．

同診断基準の皮膚症状はさらに細分化されていて，ⓐ 結節性紅斑様皮疹，ⓑ 皮下の血栓性静脈炎，ⓒ 毛囊炎様皮疹・痤瘡様皮疹の3項目から構成される．皮膚病変の観察だけでも，BDにおける多彩な病態の存在が推察される．

また副症状のうち，③ 消化器病変，④ 血管病変，⑤ 中枢神経病変は生命予後に直結しているため，特殊型BDとして，それぞれ腸管BD，血管BD，神経BDと呼称されている．この特殊型の罹患率にも地域差が存在しており，腸管BDは日本に多く，逆に血管BDはトルコに多い[2]．本邦においては，近年さらに腸管BDの頻度が上昇している．

粘膜・皮膚症状が初発症状となることが多く，特に粘膜症状は発症の数年前より出現することがある．眼症状は発症後数年以内の出現が高頻度である．対して特殊型のBD，すなわち消化管，血管，神経症状は後期（5〜10年）の合併もみられ，全体としては進行症例が少なからず存在することがわかる．

最近の研究にて，BDはこれらの症状によっていくつかの亜群にクラスタリングされる可能性が出てきている．一例を紹介すると，① 粘膜・皮膚病変と関節炎を中心症状とする群，② 血管病変を中心症状とする群，③ 眼病変および中枢神経病変を中心症状とする群の3亜群の存在が考察されている．それぞれの群の免疫機能や凝固機能の変化を洗い出し，適切に対応した治療法の確立を企図している．これに経時的変化の要素を加味した研究は，BDにおける新規の病態解明などに役立つ

可能性があると推察する．

本稿では我々のデータを中心に，BDにて認められる皮膚・粘膜の局所免疫の異常と，現在までに報告されている腸内・口腔内細菌マイクロバイオームの特徴を中心に概説する．

BDの粘膜・皮膚症状と免疫反応

粘膜・皮膚症状を，腸管BDを含めて列挙する．

1．粘膜症状

a）口腔内アフタ性潰瘍

口腔内アフタ性潰瘍は初発症状であることが多く，経過をみると，トルコと日本ともにほぼ100％出現している[1]．臨床的に ① 小アフタ型，② 大アフタ型（＞1cm），③ 疱疹状型に分類され，再発性アフタ性口内炎との鑑別ではBDにて大アフタ型が多いとされる[3]．国際的にはアフタ性潰瘍を年に3回以上認めることが診断基準となっている．

病理組織学的には，血管周囲を中心とした好中球，マクロファージ，リンパ球の集簇をみるが，血管炎の所見には乏しい．

b）外陰部潰瘍

外陰部潰瘍は口腔内潰瘍に比較すると，大型で深く，かつ辺縁が不整となる傾向にある．病理組織像では，口腔内と同様に免疫担当細胞の遊走をみる．

c）腸管BD

診断基準は，完全型または不全型のBDに合併して，定型所見としての回盲部の円形または類円形の深掘れ潰瘍を認めるものである[4]．周囲の正常粘膜との辺縁が明瞭であることから「打ち抜き潰瘍」とも表現される．非定型所見として頻度は高くないものの，食道や回盲部以外の小腸・大腸にも円形潰瘍をみることがあるが，BDの消化器病変として腸管BDとは区別されている．食道病変は瘻孔を形成することがあり，重篤化する．

病理組織学的には，定型病変ではUl-IVの深い潰瘍を形成するが，周辺粘膜の炎症の程度は比較的軽度である．潰瘍底には好中球・フィブリンか

らなる壊死層，多数のリンパ球がみられる肉芽組織層や線維組織層などが観察される．

2．皮膚症状

前述のように BD の皮膚症状は多彩である．皮疹を保有する患者の数割に，複数タイプの皮膚症状を認めたとする報告もある．

a）結節性紅斑

下肢に有痛性の紅色円形・両側性の皮下浸潤や硬結として認められるが，少数例では上肢・手指にも出現する．潰瘍化することは少ない．皮膚病変中で最も頻度が高く，女性に多い．関節痛や発熱などの全身症状を伴う場合もある．

一般的に結節性紅斑の病理組織像の主体は脂肪隔壁内の炎症であって，初期には多数の好中球の浸潤があり，遅れてリンパ球の遊走をみる．真皮・脂肪織内の血管周囲性細胞浸潤も主要な所見の１つであるが，BD の特徴として高度の好中球浸潤・赤血球の血管外漏出が挙げられている．鑑別に皮膚生検が有用とされる[3]．

b）血栓性静脈炎

有痛性，紅斑性の皮下索状硬結として認められる．男性の下腿が好発部位となる．BD においては他の部位の血管病変との関連が指摘されており，臨床上重要な所見となる．

病理組織学的には静脈内腔の血栓・狭窄を認めるほか，真皮・脂肪織の静脈周囲における好中球浸潤が高頻度である．BD では，その好中球浸潤が高度であることが特徴的とされており，他の疾患による結節性紅斑や全身性の血管炎との鑑別に有用である．皮膚生検が推奨されている[3]．

c）毛包炎（痤瘡）様皮疹

毛包炎様皮疹は，顔面，体幹，上肢，大腿に生じる丘疹で，速やかに無菌性膿疱を生じる．尋常性痤瘡との比較において，特に青年期の発症に関しては特異性を問題視されることもあるが，顔面以外の所見の有用性を推察する研究者も存在する．

病理組織像では，毛包周囲や表皮直下に多数の好中球がみられるほか，真皮血管周囲にも好中球が集簇する．この多量の好中球遊走をもって，BD

の鑑別に有用となる[3]．

d）針反応

一般的には，前腕皮膚への穿刺24～48時間後の膿瘍の形成をもって陽性とする．中近東では約半数程度が陽性となるものの，本邦では 30％以下であり，さらに最近になり減少している．消毒の方法で陽性率が変化するため，皮膚常在菌の関与も推定されている．各部の皮膚のうち，前腕の陽性率が最も高値であるとする報告がある．

病理組織学的には，真皮への好中球，単球・マクロファージ，リンパ球の浸潤を観察する．注意を要するのは，皮膚以外にも針反応がみられる点であり，関節，動静脈，眼球，消化管などで報告されている．

<h2 style="text-align:center">BD における免疫異常
―粘膜・皮膚を中心に―</h2>

1．細胞性因子

BD の炎症局所では初期の好中球浸潤を最大の特徴とするが，好中球活性化を誘導する重要な要素と考えられているのが，HLA-B51 の存在と，タイプ 17 型と呼ばれるヘルパー T（Th）細胞，すなわち Th17 細胞の増加である．

a）Th 細胞

Th 細胞は局所環境に適応させて分化するが，現在大きく４タイプに分類されている（図1）．すなわち，単球・マクロファージ系の細胞性免疫を惹起する Th1 細胞，液性免疫・抗体産生を惹起する Th2 細胞，上皮細胞・好中球を活性化する Th17 細胞，そして Th 細胞機能を抑制する制御性T（Treg）細胞である．それぞれの分化サイトカインと作用サイトカインに重複があり（図1），正のフィードバックによる相互の抑制と推察されている．

このうち，Th17 細胞と Treg 細胞は腸管で誘導・活性化されることが多く，分化にも共通点を認める（図2）．腸管局所での炎症惹起/抗炎症の免疫バランスをとっているものと考えられている．

一般的に BD においては Th1 細胞と Th17 細胞

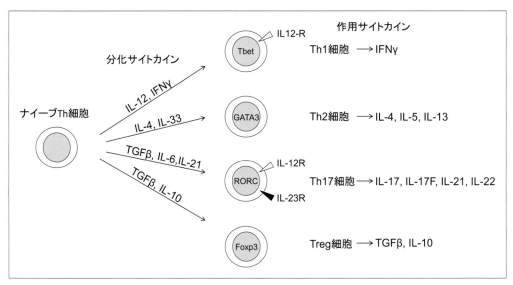

図 1. T 細胞サブセット

現在，主に 4 つの T 細胞サブセットが提唱されている．このサブセットは局所の分化サイトカインによって成立し，多量の作用サイトカインによって免疫反応を惹起する．分化サイトカインと作用サイトカインには重複があり，正のフィードバックによって相互の抑制がはかられていると推察されている．細胞内の記載は，それぞれサブセットのマスター遺伝子である．
（IL-12R：IL-12 受容体，IL-23R：IL-23 受容体）

機能が増強されており，Th2 細胞機能は減弱しているとの報告が多い[2]．

ここで，我々の BD における Th 細胞のデータをまとめると[5)6]，① BD の末梢血では Th1 細胞と Th17 細胞が，ともに多く観察される．② 末梢血培養系では，IFNγ と IL-17 両方を多量に産生する．③ 皮膚結節性紅斑局所には，Th1 細胞・Th17 細胞のみならず Treg 細胞も多数浸潤している．

末梢の Th17 細胞は，特に炎症下では不安定となり，実験では容易に Th1 細胞に変化することが示されている（図2）．変化途上にある細胞（IFNγ/IL-17 共生産性 Th 細胞）は病原性が高いようである．

我々は，この変化中の IFNγ/IL-17 共生産性 Th 細胞も，BD の末梢血や結節性紅斑において観察している．すなわち，図2に記載されている Th 細胞の分化過程の細胞が，BD 末梢血や皮膚局所ではすべて観察されていることとなる．炎症下での複雑な免疫反応の存在が推定される．

一方，末梢にて誘導される Treg 細胞も，Th17 細胞と同様に可塑性が高いとされる（図2）．BD 局所での検討が望まれる．

b）γδT 細胞

γδT 細胞は TLR を発現し迅速に反応し得る，自然免疫系の側面を併せ持つ T 細胞である．Th17 細胞と同様に，IL-17 生産性 γδT 細胞は粘膜に多く分布する．

我々は BD 末梢血において γδT 細胞が増加しており，疾患活動性と相関することを示した．BD の γδT 細胞は，前出の *Streptococcus sanguinis* の KTH1 と呼ばれる抗原に過反応を呈する．Th 細胞と合わせて病態に重要な役割を果たしているものと推察する．

2．ヒートショック蛋白（HSP）の関与

HSP に対する抗体は *Streptococcus sanguinis* に反応し，さらにその両者に反応する抗体が BD 血中に多く存在することが示されている．また，HSP の発現が粘膜・皮膚病変部にて確認されている．

我々は BD の T 細胞が HSP ペプチドに過剰反応し，多量の IFNγ を産生することを証明した．また，腸管局所の BD 単球系細胞は HSP を発現しており，抗原提示を介した炎症機序が働いていると考察した．

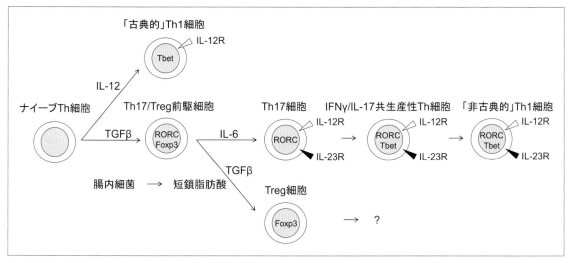

図 2. BD でみられる Th 細胞の分化

ナイーブ Th 細胞は IL-12 によって「古典的」Th1 細胞に分化する. ナイーブ Th 細胞は TGFβ のもとに Th17/Treg 前駆細胞となり, 同細胞は炎症性の IL-6 によって Th17 細胞へ, TGFβ では Treg 細胞へと分化する. 腸内細菌由来の短鎖脂肪酸はマスター遺伝子の Foxp3 発現を安定化して Treg 細胞分化を促進する. Th17 細胞は, 特に炎症下では不安定であり, Th1 細胞へと変化することが実験にて確かめられている (「非古典的」Th1 細胞). サイトカイン受容体にて「古典的」Th1 細胞と区別される. Th17 細胞から Th1 細胞へ変化している細胞, すなわち IFNγ/IL-17 共生産性 Th 細胞は実験上, 病原性が高いことが示されている. 我々はこの IFNγ/IL-17 共生産性 Th 細胞や Treg 細胞を含めて, 図の細胞群すべてを BD の末梢血や皮膚病変にて観察しており, BD の特徴と考察している. 複雑な炎症下の免疫反応の存在が推察される. Th 細胞サブセットの可塑性は Treg 細胞にも存在しているとされ, BD での検討が望まれる.
(IL-12R：IL-12 受容体, IL-23R：IL-23 受容体)

3. 針反応における免疫反応

10 名の針反応陽性患者と 6 名の健常人において, 穿刺直後, 8 時間後, 48 時間後の針反応の組織像を比較した研究がある[7]. 8 時間後においては, リンパ球, 単球, 好中球はすべて増加しているが, BD と健常人の間に差は認めない. 48 時間後においては, 健常人の反応は限局的, むしろ減少傾向となるのに対して, BD ではリンパ球と単球などの遊走がさらに亢進することが観察されている. 組織の遺伝子発現では, IFNγ, IL-12 などの Th1 反応の亢進に加え, Treg 反応 (CD25, Foxp3) の亢進も観察されている. 我々のデータと共通点があると推測している.

BD マイクロバイオームの特徴と免疫との関連

1. 我々の解析結果

近年, 生体マイクロバイオームが, 総体として全身・局所の免疫機能に様々な影響を及ぼしている

ことが明らかになりつつある. このうち細菌の 9 割は大腸に生着しており, 我々の生体機能全体に対して大きなインパクトを持つと推測されている.

我々は,「BD において, 異常分化をきたした Th 細胞が腸管より慢性的に末梢へと供給されている」という仮説の検証のために, BD における腸内細菌マイクロバイオームの解析を実施した[8][9]. データの健常人との比較では, 明瞭な菌種構成の差異を観察することが可能であった.

具体的には, BD において *Eggerthella* 属, *Bifidobacterium* 属, *Lactobacillus* 属が有意に優勢であった. 逆に, *Megamonas* 属, *Butyrivibrio* 属, *Phascolarctobacterium* 属の減少がみられた.

前述のように, 適切な消化管免疫機能のためには Th17 細胞/Treg 細胞のバランスが重要とする説がある. 実際に, 感染性腸炎に対しては Th17 細胞頻度/Treg 細胞頻度比が上昇することで対処される. いわゆる免疫疾患でも, この比が上昇することが多い. 表 1 に, 経腸管にて Th17 細胞/

表 1. 末梢 Th17 細胞/Treg 細胞バランスに影響を与え得る腸管(上皮，免疫細胞，腸内細菌)由来の因子

Th17 細胞を増強する因子	Treg 細胞を増強する因子
サイトカイン(IL-1β, IL-6, IL-23, TNFα) 血清アミロイド A 蛋白(セグメント細菌生着にて上皮が産生) *Lactobacillus reuteri* の生着 腸内細菌由来の ATP 真菌由来のβ-グルカン 経口ナトリウム AhR リガンド(ダイオキシン類など)	サイトカイン(TGFβ, IL-10) *Clostridium* 属の生着 腸内細菌由来の短鎖脂肪酸(酪酸，プロピオン酸など) *Bacteroides fragilis* 由来のポリサッカライド A ラパマイシン(HIF-1 抑制による)

AhR：aryl hydrocarbon receptor(芳香族炭化水素受容体)
HIF：hypoxia-inducible factor(低酸素誘導因子)

Treg 細胞バランスに影響を及ぼすことが研究にて示されている要素をまとめる.

これらのなかでも，最も強力に Th 細胞分化を促進する要素と考えられているのが，腸内細菌が食事由来の難消化性糖質(食物繊維)から，発酵によって産生する短鎖脂肪酸(酢酸，プロピオン酸，酪酸)である.

短鎖脂肪酸は産生後，速やかに受動拡散または担体輸送にて，ほぼすべてが上皮側に吸収される. そのうちかなりの部分が上皮のエネルギーとして使われる. その腸管への生理作用として，ナトリウムや水の吸収，上皮細胞増殖，粘液分泌，腸管蠕動運動などの，それぞれを亢進することが示されている. 近年の研究にて，インクレチン分泌にも関与することが報告されており，現在の我々には有益と考えられている作用が多い. しかし，広範囲かつ大量に短鎖脂肪酸を腸管へと供給し続けることは，人為的にはほぼ不可能である. このシステムの重要性が指摘されるところである.

短鎖脂肪酸は，Treg 細胞のマスター遺伝子である Foxp3 遺伝子領域のエピゲノムを介して，Treg 細胞分化を促進することが示されている(図 2). 前述した BD で減少している菌種は，すべて短鎖脂肪酸産生菌として取り扱われている. すなわち BD では，腸管内短鎖脂肪酸濃度の低下によって Th 細胞の Foxp3 遺伝子発現が低下する. そして，相対的優位となった RORC 遺伝子発現によって，Th17 細胞が増加していると考察した.

ただし，単純に Th17/Treg 細胞バランス説に従っているのでは，我々が観察した，この両サブセットの同時亢進の説明にはならない. Th 細胞のみならず，好中球・マクロファージの活性化と分泌サイトカインが，複雑に関与しているものと考えている(図 2).

例えば我々の研究結果からは，① BD 結節性紅斑においては，TGFβ 産生性の Treg 細胞が増えているため，さらなる Treg 細胞分化を促している可能性がある，② BD ナイーブ Th 細胞を IL-1β, IL-6, IL-23, TNFα, および TGFβ にて培養すると Th17 細胞分化が促進される，③ BD 生体内にて，増加している Th17 細胞と IL-23 受容体陽性細胞数は正相関を示しており，同サイトカインへの慢性的な高い過敏性を推測させる，などの所見を得ている. 単球や Th 細胞由来のこれらのサイトカインによって，Th17/Treg 細胞サブセットの同時亢進が惹起されている可能性があると考察している.

2. 諸外国のデータとの比較

現在に至るまで，諸外国でも BD のマイクロバイオームの解析が継続されている. 先進国におけるマイクロバイオームのデータは国ごとの特徴が明瞭となる傾向にあり，それぞれの解析が貴重なものと考えられる. BD 腸内細菌および口腔内細菌マイクロバイオームの解析のうち，主要なものの菌種データを簡略化して表 2 に示す[8]~[15].

これらのデータから我々は，腸内・口腔内を通じてある程度の菌種における，国をまたいだ類似性が存在していると推測した.

そこで，前述したホスト-菌の仲介物としての重要性を鑑みて，表 2 にある菌の糖代謝物を検索した. BD で増加している菌には乳酸産生菌が多く，減少している菌には短鎖脂肪酸産生菌が多い

表 2. 諸外国および本邦における BD の腸内細菌および口腔内細菌マイクロバイオーム解析

	腸内細菌			
	イタリア, オランダ[10)11)]	トルコ[12)]	中国[13)]	日本[8)9)]
BD で多い	◎ *Lactobacillaceae* 科	◎ *Collinsella* 属 *Eggerthella* 属	*Alistipes* 属 ◎ *Eubacterium* 属 *Bilophila* 属	*Eggerthella* 属 ◎ *Lactobacillus* 属 ◎ *Bifidobacterium* 属
BD で少ない	○ *Roseburia* 属 ○ *Subdoligranulum* 属 ○ *Lachnospira* 属	○ *Bacteroides* 属* *Alistipes* 属 ○ *Lachnospira* 属	○ *Clostridium* 属	○ *Megamonas* 属 ○ *Butyrivibrio* 属 ○ *Phascolarctobacterium* 属

	口腔内細菌		
	英国[14)]	トルコ[15)]	中国[13)]
BD で多い	◎ *Rothia* 属 ◎ *Streptococcus* 属	*Haemophilus* 属 *Alloprevotella* 属	*Atopobium* 属 ◎ *Lactobacillus* 属 ◎ *Bifidobacterium* 属
BD で少ない	*Neisseria* 属 ○ *Veillonella* 属	*Leptotrichia* 属 ○ *Clostridiales* 目 ○ *Veillonella* 属	*Neisseriaceae* 科

◎：乳酸産生菌，○：短鎖脂肪酸（プロピオン酸・酪酸）産生菌
＊：プロピオン酸産生に加えて，*Bacteroides fragilis* 由来のポリサッカライド A は Treg 細胞を誘導する（表 1）ことが報告されている.

傾向があることが判明した．研究では，乳酸は短鎖脂肪酸に比較して代謝が遅く，蓄積によって pH が低下しやすいことや，pH 低下は短鎖脂肪酸産生の減少を招くことが示されている.

実際にイタリアの研究では，便中酪酸濃度の BD における低下が示されている[10)]．腸内細菌叢の代謝が，直接 Th 細胞に関連することを示唆する貴重な所見と思われる.

腸内と口腔内細菌叢の類似に関しての考察においては，以下の動物実験の結果を参考にしている．正常では口腔内細菌が腸に達しても，生着することは少ない．しかしながら，腸炎を惹起すると生着が増加し，全身の炎症反応を伴う[16)]．この際に前述の IFNγ/IL-17 共産生性 Th 細胞の出現も確認されており，腸内細菌叢との関連という点からも，かねてから考えられていた BD における口腔内細菌の重要性を示唆する所見であると考察している.

3．IgA 結合細菌 DNA 配列解析（IgA-seq）

腸管における分泌型 IgA は，その種類や付着の程度で常在菌と病原菌の選別にあたっているとも考えられている．我々は，腸管 BD ではない BD 患者において，便中分泌型 IgA 濃度が健常人に比し高値であることを発見している[8)]．腸内細菌叢に関連して惹起された，腸内環境悪化の一型と推察している.

排出されたサンプルをそのまま付着している分泌型 IgA によって菌を沈降し，マイクロバイオーム解析を実施するのが IgA-seq である．腸炎モデルでは，分泌型 IgA 結合性細菌の病原性が高いという一例も示されており，今後の発展が期待される研究分野である.

BD における IgA-seq はイタリア・オランダのグループが先行して実施した[11)]．そのデータで，BD における IgA 結合細菌として最も優位である菌は *Bifidobacterium* 属であった．そのグループも指摘しているように，我々のデータとの一致をみる（表 2）．追試が待たれる.

おわりに

BD は高罹患率地域の存在を特徴とする疾患であり，これには前述のように HLA の関与が大きいと考えられている．今回我々が観察したように，この地域内での BD における腸内細菌マイクロバイオームと Th 細胞機能の変化に，国を越えた共通点があると仮定すると，やはり HLA の影

響があることが想定される.

　同様に, MHC クラス I に規定されている免疫
疾患に変形性脊椎症や乾癬が挙げられるが, いず
れも腸内細菌を含めた粘膜環境の変化と炎症との
関連が推測されている. すなわち腸内微小環境へ
の介入が可能となれば, これらの疾患に対する新
たな治療方法が得られる可能性がある.

　米国NIHでは, 食事内容に対する生体の反応性
を詳細に観察しようとする研究が, 1万人規模の
米国人を対象に実施されるようである("Preci-
sion nutrition"). 具体的には, 食事内容の情報を
遺伝子などの内的因子や, 主には代謝系の検査所
見, 腸内細菌マイクロバイオームなどのデータに
対して, 人工知能を用いて照会させようとしてい
る. まさに「医食同源」を証明しようとする研究と
なる.

　現状では, まだまだ腸管内の天文学的な量の情
報は, ほとんどがブラックボックスのまま残され
ていると表現し得ると思うが, 新技術で一端が明
らかとなりつつある. この分野を精力的に開発す
ることは, 「健康」の確立とその維持に対する人び
との希望に応える可能性を持つと推測する.

文　献

1) Sakane T, Takeno M, Suzuki N, et al：Behçet's
   disease. *N Engl J Med*, **341**：1284-1291, 1999.
2) Yazici H, Seyahi E, Hatemi G, et al：Behçet syn-
   drome：a contemporary view. *Nat Rev Rheuma-
   tol*, **14**：107-119, 2018.
3) 中村晃一郎, 岩田洋平, 浅井　純ほか：ベー
   チェット病の皮膚粘膜病変診療ガイドライン. 日
   皮会誌, **128**：2017-2101, 2018.
4) 久松理一：腸管ベーチェット病. 日本臨牀別冊
   消化管症候群 III, pp. 133-137, 2020.
5) Suzuki N, Shimizu J：The immunopathology of
   Behçet's disease. Behçet's disease from genetics
   to therapies(Ishigatsubo Y ed), Springer Japan,
   Tokyo, pp. 21-39, 2015.
6) Shimizu J, Suzuki N：Enhanced Th17 responses
   with intestinal dysbiosis in human allergic,

inflammatory, and autoimmune diseases. *Biomed
   Res Clin Prac*, **1**：58-61, 2016.
7) Melikoglu M, Uysal S, Krueger JG, et al：Char-
   acterization of the divergent wound-healing
   responses occurring in the pathergy reaction
   and normal healthy volunteers. *J Immunol*,
   177：6415-6421, 2006.
8) Shimizu J, Kubota T, Takada E, et al：Bifidobac-
   teria abundance-featured gut microbiota compo-
   sitional change in patients with Behçet's disease.
   PLoS One, **11**：e0153746, 2016.
9) Shimizu J, Kubota T, Takada E, et al：Relative
   abundance of Megamonas hypermegale and
   Butyrivibrio species decreased in the intestine
   and its possible association with the T cell aber-
   ration by metabolite alteration in patients with
   Behçet's disease. *Clin Rheumatol*, **38**：1437-1445,
   2019.
10) Consolandi C, Turroni S, Emmi G, et al：Behçet's
   syndrome patients exhibit specific microbiome
   signature. *Autoimmun Rev*, **14**：269-276, 2015.
11) van der Houwen TB, van Laar JAM, Kappen JH,
   et al：Behçet's disease under microbiotic surveil-
   lance? A combined analysis of two cohorts of
   Behçet's disease patients. *Front Immunol*, **11**：
   1192, 2020.
12) Yasar Bilge NS, Pérez Brocal V, Kasifoglu T, et
   al：Intestinal microbiota composition of patients
   with Behçet's disease：differences between eye,
   mucocutaneous and vascular involvement. The
   Rheuma-BIOTA study. *Clin Exp Rheumatol*, **38**
   (Suppl 127)：60-68, 2020.
13) Ye Z, Zhang N, Wu C, et al：A metagenomic
   study of the gut microbiome in Behçet's disease.
   Microbiome, **6**：135, 2018.
14) Seoudi N, Bergmeier LA, Drobniewski F, et al：
   The oral mucosal and salivary microbial commu-
   nity of Behçet's syndrome and recurrent aph-
   thous stomatitis. *J Oral Microbiol*, **7**：27150, 2015.
15) Coit P, Mumcu G, Ture-Ozdemir F, et al：
   Sequencing of 16S rRNA reveals a distinct sali-
   vary microbiome signature in Behçet's disease.
   Clin Immunol, **169**：28-35, 2016.
16) Atarashi K, Suda W, Luo C, et al：Ectopic colo-
   nization of oral bacteria in the intestine drives
   T_H1 cell induction and inflammation. *Science*,
   358：359-365, 2017.

MB Derma, 313：47-52, 2021.

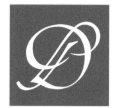

◆特集／皮膚疾患とマイクロバイオーム

全身性硬化症（強皮症）とマイクロバイオーム

安岡秀剛* 　赤松このみ**

Key words：全身性硬化症（強皮症）（systemic sclerosis），マイクロバイオーム（microbiome），細菌叢の乱れ（dysbiosis），皮膚（skin），消化管（gastrointestinal tract）

Abstract　全身性硬化症（強皮症, systemic sclerosis；SSc）は，皮膚および全身の諸臓器の線維化，微小血管障害，自己抗体産生を代表とした自己免疫異常を特徴とする疾患である．SSc を含めこれまでの膠原病の病態研究のなかで，様々な基礎・臨床研究の結果より病原微生物が病態に関与している可能性が検証されてきた．最近，消化管や皮膚などにおける微生物の構成，いわゆる「microbiome」の研究が進み，微生物のうち特に細菌叢の乱れ（dysbiosis）が，炎症性腸疾患や糖尿病などの様々な疾患との関連が示唆されてきた．SSc においても，microbiome の乱れである dysbiosis が SSc 発症のトリガー，あるいは病態の慢性化に寄与している可能性が十分に考えられる．かかる研究の成果は SSc の病態解明および新規治療法の開発につながる可能性があり期待される．

イントロダクション

　全身性硬化症（強皮症, systemic sclerosis；SSc）は，皮膚および全身の諸臓器の線維化，微小血管障害，自己抗体産生を代表とする自己免疫異常を特徴とする疾患である．しかし，現在に至るまで3つの特徴を一元的に説明できるものはない[1]．多くの膠原病の生命予後が改善する一方で，SSc では肺，心臓などの vital organ が障害される症例があり，かかる症例では依然として生命予後不良である[2]．これまでの基礎研究により，線維化のメカニズムは様々な形で明らかとはなりつつあるものの，いまだに制御可能な治療アプローチに関する報告はなく，治療開発は急務の課題である．SSc を含め，これまでの膠原病の病態研究のなかで，病原微生物の病態への寄与の可能性は長年にわたり検証されてきた．例えば *Cytomegalovirus* (CMV)，*Parvovirus B19*，*Epstein-Barr virus* (EBV)，*Endogeneous retrovirus* などのウイルス，細菌，真菌などの病原体が疾患のトリガーではないかと考えられ，その可能性が報告されているが，いまだに確立されたものはなかった．しかし最近の研究技術の革新により，消化管や皮膚などにおける微生物の構成，いわゆる「microbiome」に関する研究を進めることが可能となり，かかる微生物のうち，特に細菌叢の乱れ（dysbiosis）が炎症性腸疾患（IBD）や糖尿病などの様々な疾患の病態と関連する可能性が示唆されてきた[3]．そこで本稿では，特に SSc における microbiome の最新の知見について概説し，その意義について考えたい．

ヒトにおける microbiome について

　人体に存在する，これら微生物叢の全体を「microbiome」と呼ぶ．元来 Pasteur が，乳酸発酵を起こす微生物を世界で初めて分離培養し，乳酸発酵は酵母による現象であることを証明したことが microbiome に関わる研究の先駆けであった．

　* 　Hidekata YASUOKA, 〒470-1192 豊明市沓掛町田楽ヶ窪 1-98　藤田医科大学リウマチ・膠原病内科学講座，教授
** 　Konomi AKAMATSU, 同，助教

その後，すべてのヒトが microbiome を有していること，主に *Bacteroides* などの偏性嫌気性細菌で構成されていることなどが明らかとなり，今日の microbiome の基盤になる見解が確立した．細菌叢はエネルギーの産生，食物の消化吸収，感染防御などの生理機能において生体内で重要な役割を担い，個体の恒常性維持に貢献していることが知られ，ヒトにおいても様々な臓器において細菌叢に対し栄養素に富む増殖の場を提供し，共生（symbiosis）の関係にあると考えられている．ヒトでは臓器により固有の細菌叢が形成され，口腔，消化管，皮膚など部位により菌種や菌数が異なるが，少なくとも菌種は約 1,000 種類，菌数は 100 兆個以上が確認されている[4]．このような理解が進歩した背景には，ゲノム解析技術の進歩がある．これまで古典的な分離培養法が主体であったが，近年のメタゲノム解析や次世代シークエンスの技術革新により，既存の培養法では検出できなかった微生物が検出可能となり，生体内の常在菌叢を構成する細菌種は続々と明らかになり，microbiome の詳細な解析が可能となった．この結果，無菌と考えられてきた肺や血液などにも常在微生物が存在し，共存している可能性が明らかとなった．米国国立衛生研究所により，世界的に最も大規模な microbiome 研究の 1 つである Human Microbiome Project（HMP）が立ち上げられた．同プロジェクトによる研究は腸内細菌叢，皮膚細菌叢の解析に関連するものが主であったが，これにより健常成人における全細菌群の 9 割以上が同定されたと見積られており，今日の microbiome 研究に与えた影響は大きいとされている．さらに microbiome の人体への影響や，microbiome のバランスの乱れである「dysbiosis」と各種疾患との関連が幅広く研究され，近年注目されている[5]．

Microbiome と疾患の関連

先述したように，最近の研究よりヒトの臓器における microbiome が明らかとなり，ヒトの健康状態や各種疾患と密接に関連する可能性が明らかとなってきた．知られる限り IBD，腸管感染症（*Clostridium difficile* 感染症；CDI など），過敏性腸症候群などの消化管病変のほか，アレルギー疾患（気管支喘息，アトピー性皮膚炎など），精神神経疾患（多発性硬化症，うつ病，自閉症など），2型糖尿病や動脈硬化など様々な疾患で dysbiosis との関連が報告されている[6]．

そのなかでも腸内細菌叢の研究は最も進んでいる．腸内細菌の 90% 以上は，4 つの門（*Firmicutes*, *Bacteroidetes*, *Proteobacteria*, *Actinobacteria*）に属するが，*Clostridium*, *Eubacterium*, *Lactobacillus* などが属する *Firmicutes* 門が最も優勢である[7]．炎症性腸疾患では消化管の microbiome の多様性が低下することが報告されている．例えば潰瘍性大腸炎の再燃前の段階では *Bacteroides* を含めた嫌気性菌が有意に減少し，再燃にも dysbiosis が影響している可能性が示唆されている．かかる解析により，IBD や再発性 CDI に対するプロバイオティクス治療や糞便移植などの新たな治療法の開発の可能性が示された[8]．臨床研究およびその実用化が期待されている．前述の HMP における研究計画のなかで，腸内細菌叢に次いで多く解析されたのは，皮膚細菌叢であった．健常人の皮膚における microbiome は，身体部位の違いにより細菌叢の構成にも差異が認められるほか，個体ごとに強い特異性があること，長期的に安定して存在することなどが理解されている．顔面や背中などの脂漏部位では，*Propionibacterium* や *Staphylococcus* 属が多数を占めており，特に *Propionibacterium acnes*（いわゆるアクネ菌，現在は *Cutibacterium acnes* に菌名変更）は，ほぼすべてのヒトの皮膚に存在する極めて一般的な共生細菌である．一方で前腕などの乾燥部位では，*Propionibacterium* は減少し，鼻孔などの湿潤部位では，*Corynebacteria* 種が優勢である．このように皮膚細菌叢は，消化管に比して検出される細菌種は少ないが，多様な細菌分布がみられるのが特徴である[9]．

皮膚における dysbiosis と関連する疾患の 1 つとして報告されているのがアトピー性皮膚炎である．アトピー性皮膚炎患者では，健常人ではほとんど検出されない Staphylococcus aureus（S. aureus）が増殖していることは以前より知られていたものの，病態との関連は長きにわたり不明であった．最近の検討の結果，特に増悪時に dysbiosis を生じ，S. aureus の比率の増加を伴うことが明らかとなった[10]．かかる研究結果を踏まえ，皮膚の microbiome の変化を誘導する治療法として，次亜塩素酸ナトリウム入浴療法に代表される抗菌治療の開発へとつながった．さらに健常人皮膚から採取した常在菌の皮膚移植治療の有効性も報告され[11]，病態の理解および新規治療法の開発につながっている．膠原病の領域では SSc のほか，関節リウマチや強直性脊椎炎などにおいて microbiome の変化が疾患の発症や疾患活動性に影響する可能性が報告されている[12]が，実際の治療として確立したものは現在のところまだない．

SSc 皮膚における
microbiome に関する知見

SSc の病態は依然として明らかとなっていないが，組織の線維化，末梢循環障害，自己抗体産生といった 3 つの特徴を持つ原因不明の難治性疾患である[1]．その臓器障害は多彩で，皮膚硬化だけでなく，逆流性食道炎や吸収不良症候群などの消化管障害，間質性肺疾患，肺高血圧症，強皮症腎など様々である．線維化病態は一般的に進行性かつ不可逆であり，臓器の機能が失われることにより QOL を損ない，生命予後をも悪化させ得る．これまでもウイルス，細菌，真菌などの病原体が SSc の発症の潜在的なトリガーとなる仮説が唱えられているが，いまだ詳細な機序は解明されていない．

SSc の皮膚硬化は，真皮に細胞外マトリクスが過剰に蓄積することにより生じる．特にびまん皮膚硬化型 SSc では，炎症を伴う浮腫期から始まり，5 年程度の経過で硬化はピークに達する（硬化

期）．それ以降は，徐々に真皮の細胞外マトリクスが減少し，皮膚硬化は改善傾向に転じ，萎縮期へと移行する．皮膚硬化は SSc における病態の経時的変化を反映する surrogate マーカーとして臨床的に用いられている．実際，皮膚硬化が出現・進行する発症早期に疾患修飾療法を開始することができれば，臓器障害の進行を停止・遅延させることができる可能性があると考えられており，これまでの臨床試験ではこれら症例にターゲットを当て，炎症をコントロールする薬剤の治験が行われてきた．また，間質性肺炎の進展を遅延させることが期待される抗線維化薬も登場し，治療の選択肢が広がりつつあるが，依然として進展を抑止し，改善あるいは治癒させることが可能な薬剤は登場していないのが現状である．したがって，新たな治療アプローチの開発が求められてきた．

そのなかで dysbiosis の研究が進められてきたわけだが，SSc における皮膚の生理学的変化や機能変化が皮膚の細菌叢に影響を与える可能性が指摘されている．実際，SSc では解剖学的に皮膚付属器の消失を認め，皮脂成分の分泌の低下により細菌叢に影響を与え得る解剖学的環境の存在が指摘されている．また Johnson らは，SSc の皮膚 microbiome に変化を生じさせるメカニズムの 1 つとして抗菌ペプチドの役割についても言及している[13]．通常，ヒトの上皮にはカテリジンやαデフェンシン，βデフェンシンなど上皮バリア機能を担う抗菌ペプチドが存在する（αデフェンシンは主に小腸，βデフェンシンは皮膚や食道などに発現することが知られている）が，これらは細菌，真菌，ウイルスなど幅広い病原菌に対して抗菌活性を発揮し，感染防御に関与している．特にβデフェンシンは，SSc 患者の皮膚で活性が低く，特に皮膚硬化のある部位ではその変化が顕著であることが報告され，抗菌ペプチドの活性が低下することにより microbiome に変化をきたす可能性が指摘されている．一方で SSc 同一症例の検討では，皮膚硬化の状況や体表の部位とは無関係に共通した dysbiosis が認められ，皮膚の性状による

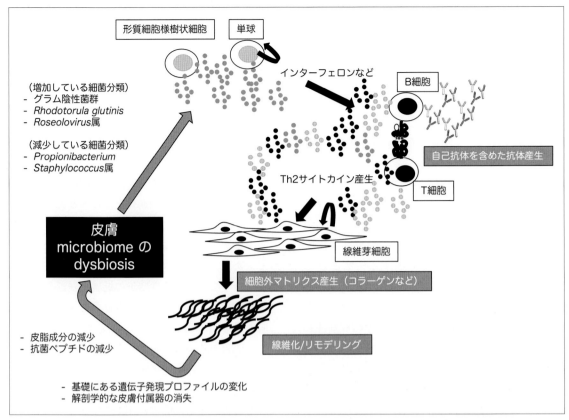

（増加している細菌分類）
- グラム陰性菌群
- *Rhodotorula glutinis*
- *Roseolovirus*属

（減少している細菌分類）
- *Propionibacterium*
- *Staphylococcus*属

形質細胞様樹状細胞　　単球

インターフェロンなど

B細胞

自己抗体を含めた抗体産生

Th2サイトカイン産生

T細胞

皮膚
microbiome の
dysbiosis

線維芽細胞

細胞外マトリクス産生（コラーゲンなど）

- 皮脂成分の減少
- 抗菌ペプチドの減少

線維化/リモデリング

- 基礎にある遺伝子発現プロファイルの変化
- 解剖学的な皮膚付属器の消失

図 1．SSc における皮膚マイクロバイオームと病変との関連（仮説）

もののほかに，基礎に存在する遺伝学的背景ない
しは遺伝子発現プロファイルが dysbiosis に影響
を与えている可能性も示唆されている[13]．SSc 患
者皮膚において microbiome の profile を検討する
と，構成する菌種が健常人と異なることが示され
ている．SSc では健常人に比し，通常，脂漏部位
に多く認められる *Propionibacterium* や *Staphylo-
coccus* 属が有意に減少し，一方で *Proteobacteria*，
Burkholderia，*Citrobacter*，*Vibrio* などのグラム
陰性菌が増加していた．Gram-negative 群へのシ
フトはびまん皮膚硬化型（dc-SSc），限局皮膚硬化
型 SSc（lc-SSc）いずれにおいても普遍的に認めら
れ，特に *Proteobacteria* は免疫の活性化に関与す
ることが報告されていることから，SSc における
免疫反応に寄与する可能性が考えられている．ま
た Arron ら[14]は，発症早期と考えられる（罹病期
間 6 か月未満）dc-SSc 患者と健常人から採取した
前腕皮膚組織における遺伝子発現プロファイルを
RNA-seq で解析した結果を報告した．SSc では，

健常人でほとんど検出されなかった *Rhodotorula
glutinis*（*R. glutinis*）の配列を検出した．*R. glu-
tinis* は，自然免疫の活性化を介し肺肉芽腫性疾患
や腹膜線維症を誘発することが示唆され，同様の
機序により SSc の病態にも寄与する可能性が示唆
される．また，突発疹の原因となるヒトヘルペス
ウイルス 6 型（HHV-6）の属する *Roseolovirus* 属
は，特に炎症を伴う SSc 症例で検出されたとする
報告もあり，持続的なウイルス感染との潜在的な
関連が示唆された[13]．以上の報告を含め，仮説と
してまとめたものを図 1 として示す．

SSc 腸管における
microbiome に関する知見

前述したが，腸内細菌の 90％以上は *Firmic-
utes*，*Bacteroidetes*，*Proteobacteria*，*Actinobacte-
ria* に属することが知られている．SSc においては
University of California Los Angeles（UCLA），
Oslo University Hospital（OUH）における複数の

表 1. 全身性硬化症(強皮症)の腹部症状と関連する細菌分類

細菌分類	関連する腹部症状
減少している細菌分類	
Bacteroides fragilis	腹部膨満, 下痢
Clostridium	全般的, 膨満, 便秘
SMB53 from the *Clostridiaceae* family	腹部膨満, 下痢
Blautia	全般的
Lactobacillus	便秘
増加している細菌分類	
Fusobacterium	全般的, 膨満, 便秘
Actinobacillus	全般的, 膨満, 便秘
Actinomyces	全般的
Ruminococcus	全般的, 便秘
Dorea	全般的
Parbacteroides	便秘
Prevotella	腹部膨満, 下痢
Sutterella	腹部膨満

コホートにおいて健常人と比較し, *Bacteroides* 門の比率が低下し, *Firmicutes* 門の比率が上昇していることが報告されている[15]. また分類群でみても, 変化している細菌分類の種類と症状との関連が指摘され(表1), 実臨床の上でも dysbiosis と症状の間の関連の存在が指摘されている[15)16)]. 例えば, *Bacteroides fragilis* の比率の低下は腹部膨満や下痢と関連することが指摘されている. 特に SSc でみられる dysbiosis は病初期から認められることが指摘されており, 初期の細菌叢の変化が将来の炎症や線維化の誘導や維持に関わっている可能性があるのではないかと説明され, SSc の病態を説明し得るメカニズムの1つではないかと指摘されている.

SSc における microbiome の知見に関する解釈

SSc は免疫系の異常を介して生じる線維化疾患で, 皮膚, 肺, 消化管を含め様々な臓器が障害される. その臓器病変の組み合わせは患者により多様であり, それぞれの個人において固有の microbiome が確立されている可能性があることから, 単一の臓器における dysbiosis だけでは病態が説明できない可能性がある. また, 一般的集団でみても年齢, 性別, 食事, body mass index(BMI), 薬剤, 喫煙, 飲酒, 気候や生活環境など様々なパラメータが microbiome に影響を与える可能性もある. さらには, SSc の臓器病変そのものの結果により microbiome に影響を与えている可能性もある. 例えば, 強皮症の腸管病変では蠕動運動の低下が認められるが, その変化の結果として dysbiosis が生じる可能性もあり得るし, 摂取できる食事内容, 回数などが影響を与える可能性もある. さらには腸管病変のために用いた抗生物質やプロトンポンプ阻害薬などの影響を受ける可能性も十分に考えられる. 免疫抑制療法の影響の結果, 二次的に生じる可能性もあり得る. 一方で microbiome の変化が疾患の発症, 炎症の誘導や進展, 重症度に寄与する可能性があるとする報告もあることから, かかる結果が SSc の病態を誘導するトリガーとなったか, あるいは病態を維持するのに寄与しているか, あるいは疾患そのものの結果として dysbiosis がもたらされたものをみているのか, 結果の解釈については今後も議論が必要と考えられている[17]. この点を解決する1つの方法としては, 同一患者における経時的な microbiome の解析が長期間にわたり必要なのではないかとも考えられている[3].

まとめ

SSc は原因不明の難治性疾患であり, 皮膚硬化だけでなく, 全身の諸臓器に様々な障害を生じ

る．病態を一元的に説明できる仮説はいまだない
が，microbiome の乱れである dysbiosis が SSc 発
症のトリガーあるいは病態の慢性化に寄与してい
る可能性が十分に考えられる．宿主の microbi-
ome の解析は，SSc の病態解明および新規治療法
の開発につながる可能性があり，期待される．

文　献

1) Denton CP, Khanna D：Systemic sclerosis. *Lancet*, **390**：1685-1699, 2017.
2) Steen VD, Medsger TA：Changes in causes of death in systemic sclerosis, 1972-2002. *Ann Rheum Dis*, **66**：940-944, 2007.
3) Volkmann ER, Hoffmann-Vold AM：Gastrointestinal tract microbiota modifications in systemic sclerosis. *Eur J Rheumatol*, **Suppl 3**：S228-S236, 2020.
4) Clemente JC, Ursell LK, Parfrey LW, et al：The impact of the gut microbiota on human health：an integrative view. *Cell*, **148**：1258-1270, 2012.
5) The Integrative HMP（iHMP）Research Network Consortium：The integrative human microbiome project. *Nature*, **569**：641-648, 2019.
6) 中本伸宏，金井隆典：ヒト腸内細菌と消化管疾患．肝胆膵，**70**：835-839，2015.
7) Hollister EB, Gao C, Versalovic J：Compositional and functional features of gastrointestinal microbiome and their effects on human health. *Gastroenteology*, **146**：1449-1458, 2014.
8) Blaser MJ：Fecal microbiota transplantation for dysbiosis—predicable risks. *N Engl J Med*, **381**：2064-2066, 2019.
9) Scharschmidt TC, Fischbach MA：What lives on our skin：ecology, genomics and therapeutic pooprtunities of the skin microbiome. *Drug Discov Today Dis Mech*, **10**：e83-e89, 2013.
10) Weidinger S, Beck LA, Bieber T, et al：Atopic dermatitis. *Nat Rev Dis Primers*, **4**：1, 2018.
11) Hendricks AJ, Mills BW, Shi VY：Skin bacterial transplant in atopic dermatitis：Knowns, unknowns and emerging trends. *J Dermatol Sci*, **95**：56-61, 2019.
12) Konig MF：The microbiome in autoimmune rheumatic diseases. *Best Pract Res Clin Rheumatol*, **34**：101473, 2020.
13) Johnson ME, Franks JM, Cai G, et al：Microbiome dysbiosis is associated with disease duration and increased inflammatory gene expression in systemic sclerosis skin. *Arthritis Res Ther*, **21**：49, 2019.
14) Arron ST, Dimon MT, Li Z, et al：High Rhodotorula sequences in skin transcriptome of patients with diffuse systemic sclerosis. *J Invest Dermatol*, **134**：2138-2145, 2014.
15) Volkmann ER, Hoffmann-Vold AM, Chang YL, et al：Systemic sclerosis is associated with specific alterations in gastrointestinal microbiota in two independent cohorts. *BMJ Open Gastroenterol*, **4**：e000134, 2017.
16) Volkmann ER, Chang YL, Barroso N, et al：Association of systemic sclerosis with a unique colonic microbial consortium. *Arthritis Rheumatol*, **68**：1483-1492, 2016.
17) Denton CP, Murray C：Cause or effect? Interpreting emerging evidence for dysbiosis in systemic sclerosis. *Arthritis Res Ther*, **21**：81, 2019.

Monthly Book Derma. 創刊 20 周年記念書籍

そこが知りたい 達人が伝授する
日常皮膚診療の極意と裏ワザ

■編集企画：宮地 良樹
（滋賀県立成人病センター病院長/京都大学名誉教授）
B5 判 オールカラー 2016 年 5 月発行
定価 13,200 円（本体 12,000 円＋税）
380 ページ

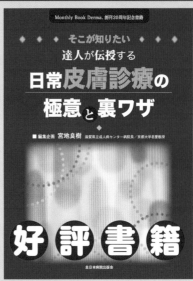

日常診療で生じる "そこが知りたい" を詰め込んだ
充実の一書です !!

新薬の使い方や診断ツールの使いこなし方を分かりやすく解説し，日常手を焼く疾患の治療法の極意を各領域のエキスパートが詳説．「押さえておきたいポイント」を各項目ごとにまとめ，大ボリュームながらもすぐに目を通せる，診療室にぜひ置いておきたい一書です．

好評書籍

（株）全日本病院出版会

〒 113-0033 東京都文京区本郷 3-16-4
TEL：03-5689-5989 FAX：03-5689-8030
www.zenniti.com

MB Derma, 313：54-60，2021.

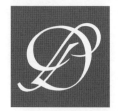

◆特集／皮膚疾患とマイクロバイオーム
褥瘡とマイクロバイオーム

岡本成史*　　大貝和裕**

Key words：寝たきり高齢者(bedridden elderly)，褥瘡(pressure injury)，褥瘡後感染症(post-decubitus infections)，皮膚細菌叢(skin microbiome)，テープストリップ法(tape stripping method)，*Staphylococcus* 属(genus *Staphylococcus*)

Abstract　寝たきり高齢者の健康障害の1つに，褥瘡と褥瘡後感染症がある．褥瘡とは，寝返りがうてないことで長時間同じ姿勢になり，自身の体重でベッドとの間で圧迫されている身体の部位の血流が持続的に滞り，その皮膚組織中の酸素，栄養が欠乏することにより発赤，潰瘍が生じる状態を指す．それを放置することで褥瘡の再発ならびに重篤化をもたらすとともに，褥瘡部分への病原微生物の感染により蜂窩織炎，骨髄炎，敗血症などの褥瘡後感染症に陥る．皮膚には多種類の細菌が共生する皮膚細菌叢を形成しているが，寝たきり高齢者において皮膚細菌叢が褥瘡発症とその重篤化，そして，褥瘡後感染症の発症にどのように関与するかが全く明らかではない．最近，我々は寝たきり高齢者の皮膚細菌叢の構成が，健常人とかなり異なる構成であることを明らかにしている．本稿では，寝たきり高齢者にみられる皮膚細菌叢の変化と，褥瘡の再発や褥瘡後感染症の発症に関与する可能性について概説する．

はじめに―寝たきり高齢者と褥瘡―

2019年度版の高齢社会白書によると，我が国における高齢化率は28.0%であり，さらに75歳以上の人口は1,798万人と，総人口の14.2%を占めている．これらの割合は他の国々よりも高く，我が国は世界一の超高齢社会を迎えている．公益財団法人長寿科学振興財団が管理するURL「健康長寿ネット」によると，我が国は，高齢化率の高さのみならず，高齢化社会(65歳以上の人口が7%を超えた状態)から高齢社会(65歳以上の人口が14%を超えた状態)になるまでにかかった年数がわずか24年と，世界でも例をみない短さで変貌を遂げ

ている．一方で，急増する高齢者の大多数は寿命前の数年間，自立した生活を送ることができずに支援や介護を必要とする．その期間は，男性ではおよそ9年，女性ではおよそ12年となっており，その間における高齢者の様々なケアが大きな問題となっている．特に，寝たきり状態での生活を余儀なくされている高齢者は年々増加しており，いかにして寝たきり生活における「生活の質」の低下と「健康障害」の憎悪を予防ないし緩和していくかが大きな課題である．

寝たきり状態で生活する人々は必然的にベッドの上で長時間寝て過ごすため，寝たきり状態特有の健康問題が数多く存在する．その代表的なものが褥瘡である．寝たきり高齢者は，健常人が睡眠中，無意識に寝がえりをうつ「体位変換」ができない．そのため，睡眠中に長時間同じ姿勢になり，自身の体重でベッドとの間で圧迫されている身体の部位の血流が持続的に滞る．その結果，持続的に圧迫された皮膚組織の中の酸素，栄養が欠乏

* Shigefumi OKAMOTO，〒920-0942 金沢市小立野5-11-80　金沢大学新学術創成研究機構，教授
** Kazuhiro OGAI，同大学医薬保健研究域附属AIホスピタル・マクロシグナルダイナミクス研究開発センター，准教授

し，発赤，潰瘍が生じる．この状態を褥瘡という．

　褥瘡発症の原因として，褥瘡発症部の皮膚における直接的要因（組織に垂直に作用する圧力および，組織と支持面の間の摩擦により生ずる引っ張り，ならびに剪断に対する応力など．これらを外的要因と呼ぶ）と褥瘡発症患者の身体，健康状態などの間接的要因（加齢，低栄養，麻痺，様々な皮膚異常など．これらを内的要因と呼ぶ）があり，これらの要因が合わさったときに褥瘡を発症，再発しやすいと考えられている．特に低栄養の場合，褥瘡の発症リスクが高いとされる．また，褥瘡はその状態を放置することで症状が重篤化し，褥瘡による皮膚傷害の範囲は表皮から真皮，さらには皮下組織，骨と深部に進行する．その最中に傷害部分への病原微生物の感染により皮膚やその周囲の組織に褥瘡後感染症を惹起し，しばしば蜂窩織炎，骨髄炎，敗血症など重症感染症に陥る[1)2)]．褥瘡後感染症の多くは表皮部分の損傷などにより真皮部分が露出し，その露出部分に細菌が感染することによると考えられている．しかし，どのような細菌が原因になるかについては不明である．さらに，褥瘡の発症とその重篤化に細菌感染が関わっているか否かについての検討は，ほとんどなされていない．

ほとんど明らかでない褥瘡後感染症の病因論と，その解明を目的とするマイクロバイオーム研究

　皮膚の表層は，ケラチノサイトによる重症扁平上皮からなる表皮組織を形成し，その保持として線維状のタンパク質であるケラチンが存在する．また，最表層部分は角質化され，その周辺をセラミド，コレステロールなどの脂質や脂肪酸が存在し，その一部が皮膚表面に表出する．表皮には40～50％の水分が存在しており，皮膚表層のpHは4～5と弱酸性である．

　さらに皮膚表層には，皮膚細菌叢が存在している．一般に皮膚細菌叢は皮膚角質層や毛孔などに存在し，皮膚角質層や皮膚に含有する脂質，その他，抗菌物質などとともに外来からの病原細菌感

染に対する防御機能を有すると考えられている．これらの細菌叢が我々の皮膚にどのような影響を与えているか，その詳細について近年，急速に研究が進められているところである．その研究手法として積極的に活用されているのが，次世代シーケンサー（NGS）を用いたマイクロバイオーム解析である[3)]．この解析により皮膚細菌叢の構成と，その変化を明らかにすることが可能となり，皮膚細菌叢に関する新たな知見が数多く報告されている．皮膚細菌叢の構成について我々の研究成果を一例として挙げると，健常若年者を対象に背部皮膚における皮膚細菌叢の構成について調査したところ，*Cutibacterium* 属，*Corynebacterium* 属，*Staphylococcus* 属が最も多く占め，次いで *Enhydrobacter* 属，*Flavihumibacter* 属，*Finegoldia* 属，*Methylobacterium* 属，*Acinetobacter* 属などの各種細菌属が皮膚細菌叢の存在比率の上位を占めることを明らかにした[4)]．一方，皮膚感染症の原因細菌として頻繁に登場する *Pseudomonas* 属や *Streptococcus* 属については，皮膚常在細菌叢の上位には挙がっているものの，その占有率はごくわずかである．さらにNGS解析をきっかけに，身体の部分ごとに皮膚細菌叢の構成に大きな違いがあること[5)]，人種ごとに特徴的な皮膚細菌叢の構成が存在すること[6)]，さらには，アトピー性皮膚炎の症状の憎悪に皮膚細菌叢を構成する細菌の1つである *Staphylococcus aureus* が直接関与すること[7)]，などを明らかにしている．

　一方，寝たきりの高齢者は自活している健常人と比べて日常における衛生行動が不自由であり，居住空間ならびに身辺の衛生環境も不良な状態になりやすい．また，栄養状態が不良な状況にあることが多く，免疫力が低下している可能性が高い．以上のような健常人とは異なる様々な要因により，寝たきり高齢者・有病者の皮膚細菌叢の構成が健常人と比べて異なり，免疫力の低下と相まって褥瘡発症の一助に貢献するほか，褥瘡の重篤化や褥瘡後感染症の発症の原因となる可能性が考えられる．しかし，寝たきり高齢者の皮膚細菌

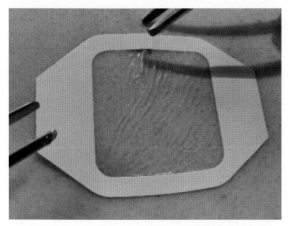

図 1. テープストリップ法による皮膚細菌叢採取方法に用いる医療用トランスペアレントドレッシング

叢の構成がどのようなものであり，そのなかに褥瘡発症と重症化，褥瘡後感染症に関与する皮膚常在細菌叢に含まれる細菌が存在するのか，もし存在するのであれば，その細菌は何であるのかという疑問が生ずるが，その疑問に対する答えや，答えに導くと考えられる知見は全く存在していない．そこで我々は，この疑問を明らかにすべく研究を進めている．

新たな改良方法による
皮膚常在細菌叢のサンプル採取方法

皮膚に存在する細菌の採取方法については，滅菌綿棒を用いたスワブ法で行われるのが一般的である[4]．しかし，滅菌綿棒で皮膚を擦過する際の圧力と角度，擦過時間およびストロークなどによって採取できる細菌種や数に大きな差があり，正確な採取が難しい．そこで我々は，簡便かつ正確な皮膚の細菌採取法の確立を目的として，医療用トランスペアレントドレッシング（図1）を用いたテープストリップ法による皮膚細菌叢の採取法を考案した[4]．その手順は次の通りである．① 滅菌された通気性のテープストリップを皮膚に貼付する，② 1分後に剝がした後，直接あるいは寒天培地にて培養後に細菌DNAを回収する，③ テープから培養を介さずに直接DNAを回収したものを次世代シーケンス解析に供し，テープを一度，寒天培地上で培養し，生育した細菌コロニーからDNAを回収したものは，16Sリボゾーム RNA の

ゲノムを対象とした菌種特異的PCR解析に供し，それぞれの方法による皮膚細菌叢の分布を検討する．この方法は，これまでスワブ法による皮膚細菌叢の採取を経験したことがない者でもスワブ法と同様の精度で皮膚細菌叢を採取することができる．それだけでなく，同法により採取したサンプルを培地上で培養することにより，スワブ法では同様の培養を用いても検出することができない一部の菌種も検出できるため，細菌叢解析後の個々の細菌の性状解析を行うことが可能である[4]．

皮膚細菌叢を採取する対象である寝たきり高齢者は皮膚が脆弱になっていることが多く，医療用テープを剝がす際にテープの接着力に皮膚が耐えられず，スキンテア（皮膚裂傷）を起こすことがある．そのため，テープストリップ法による皮膚細菌叢を採取する際にスキンテアを生じることがないよう，接着剤の材質にも配慮する必要がある．医療用トランスペアレントドレッシングの接着剤として，アクリル，ウレタン，シリコンの3種類が存在する．我々は3種類の接着剤の皮膚細菌叢の採取能力と皮膚粘着力について比較検討し，ウレタンが高い皮膚細菌叢の採取能力を有し，スキンテアをほとんど起こさないことを見いだした[8]．以上より，寝たきり高齢者を含む被検者の皮膚細菌叢の採取には，ウレタン製の接着剤を使用している医療用トランスペアレントドレッシングを用いて，テープストリップ法による皮膚細菌叢の採取を行うことにした．

寝たきり高齢者における
皮膚細菌叢の特徴と褥瘡との関連

我々はテープストリップ法を用いて，寝たきり高齢者の皮膚細菌叢の構成の特徴について，寝たきり高齢者と同年代の健常高齢者ならびに健常若年者と比較することにより検討を行った．測定部位として，褥瘡の好発部位である背側仙骨部分の皮膚とした．まず，α多様性解析法により細菌叢の構成をなす細菌属数を比較検討したところ，寝たきり高齢者群が他の2群より多いことを見いだ

した（図2）[9]．また，健常若年者，健常高齢者では
皮膚に常在するものを中心に，ほぼ同様の細菌属
から構成されていたのに対し，寝たきり高齢者に
おいては，健常人で多く保有している *Cutibacte-*
rium 属，*Enhydrobacter* 属，*Methylobacterium* 属
などの各種皮膚常在細菌叢の構成菌の存在比率が
減少し，その代わりに，*Corynebacterium* 属，
Staphylococcus 属細菌の存在比率が増加している
ほか，*Escherichia* 属，*Shigella* 属，*Bacteroides*
属，*Klebsiella* 属などの腸内細菌科細菌や，*Bifido-*
bacterium 属細菌など，本来腸管内に存在すると
される細菌が多く存在していた[9]．さらにヒート
マップ法による細菌叢構成の相違を比較検討した
ところ，健常高齢者，健常若年者の間では細菌叢
の構成に大きな違いがみられなかった一方，寝た
きり高齢者と健常高齢者，健常若年者との間には
その構成に大きな違いがみられた[9]．β多様性解
析結果から，その違いが寝たきり高齢者における
Cutibacterium 属，*Enhydrobacter* 属細菌の減少
と，*Escherichia* 属，*Shigella* 属，*Corynebacterium*
属，*Staphylococcus* 属細菌の増加が影響している
ことが示唆された[9]．

　寝たきり高齢者の仙骨部における皮膚におい
て，腸管内に存在する細菌が数多く存在する理由
として，仙骨部周囲部分の皮膚は肛門に近く，寝
たきり高齢者がおむつを着用していることから糞
便に汚染しやすいことが考えられる．しかし，こ
の部分の皮膚は介護職員などが毎日洗浄すること
で清潔を保たれており，調査測定前にも再度洗浄
を行っている．それにもかかわらず，これらの細
菌が検出されていた．さらに初回調査から2年後
に同様の調査を行った場合でも，前回と同様の細
菌叢の構成が認められた[10]．以上の事柄より，寝
たきり高齢者の仙骨部皮膚における腸管内に存在
する細菌が数多く存在するのは，単なる皮膚への
糞便の汚染によるコンタミネーションによるもの
ではなく，汚染の際に付着した腸内細菌群がその
まま皮膚に定住，生息しているからであると考え
られる．その可能性を示唆する根拠の1つとして，

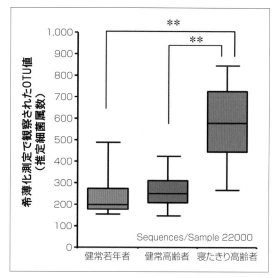

図 2．健常若年者，健常高齢者，寝たきり高齢者
　　　における仙骨部皮膚における皮膚常在細菌
　　　叢のα多様性（**：p＜0.05）

寝たきり高齢者において，腸管内に存在する細菌
が生息しやすくなる皮膚 pH の有意な上昇が認め
られることを正準対応分析により明らかにしてい
る[9]．

寝たきり高齢者における褥瘡発症と 皮膚細菌叢中の細菌との関連性

　寝たきり高齢者の褥瘡好発部位における皮膚常
在細菌叢の構成が健常高齢者，健常若年者と比べ
て大きく変化することを明らかにしたが，その細
菌叢の構成変化が褥瘡の発症，重篤化や褥瘡後感
染症の発症と関連するのか，もしそうである場
合，褥瘡発生時に原発巣で最もよく検出される細
菌は何かを明らかにする必要がある．

　我々は，先述の寝たきり高齢者，健常高齢者，
健常若年者における仙骨部皮膚の常在細菌叢の構
成の調査中，寝たきり高齢者3名が褥瘡を発症し
ていたことを見いだし，患部における皮膚細菌叢
の構成を調査した．その結果，その構成が褥瘡発
症前の皮膚細菌叢の構成と類似していることを見
いだした[9]．

　寝たきり高齢者の褥瘡は再発することが多い．
そこで我々は，一度褥瘡になった寝たきり高齢者
を対象に，再発性褥瘡の発症の頻度およびその発

症における皮膚の生理的状況，ならびに存在頻度の高い細菌を検討すべく，ある医療施設に入院し，褥瘡を完治して1か月以内の寝たきり高齢者30名を対象に6週間における皮膚生理機能，皮膚常在細菌叢の構成ならびに，再発性褥瘡の発症の有無に関する調査を行った．その結果，約1/4にあたる8名に再発性褥瘡を発症し，その発症者は非発症者と比べて皮膚角質表層の水分含有量が低く，皮膚細菌叢の構成において Staphylococcus 属細菌の存在比率が有意に高い傾向にあることを見いだした（表1）[11]．Staphylococcus 属細菌には，コアグラーゼ陽性の Staphylococcus aureus など病原性を有し皮膚にも為害作用を及ぼす細菌種から，コアグラーゼ陰性の Staphylococcus epidermidis などの比較的低病原性で皮膚感染のバリア機能に貢献すると考えられている細菌種まで，多くのものが存在する．そのため，そのなかのどの細菌種が再発性褥瘡の発症に関連するかを明らかにすべきであり，関連する細菌について，実際に再発性褥瘡の発症にどのように関与しているのかについても今後検討する必要がある．

考察とまとめ―高齢者における
皮膚常在細菌叢の変化がもたらすもの―

これまでの我々の研究により，寝たきり高齢者の皮膚常在細菌叢の構成は，健常の若年者，高齢者と比べて非常に異なるものであること，そして，高齢者の皮膚細菌叢の構成変化の大きな特徴が Cutibacterium 属細菌の存在比率の消滅に近い著しい減少，ならびに Escherichia 属，Shigella 属細菌などの腸内細菌科細菌，Corynebacterium 属，Staphylococcus 属細菌などの増加であることを見いだした．

Cutibacterium 属細菌は，脂質を多く含む皮膚部分に定着し，脂質を代謝することにより生存，増殖することが知られている[12]．実際，脂質が最も多く存在する思春期においてニキビが問題となるが，それは Cutibacterium 属細菌の一種である Cutibacterium acnes の活性化による皮膚炎症が

原因である．一般的にヒトの皮膚に存在する脂質成分は加齢により減少する傾向になることから，Cutibacterium 属細菌の減少は皮膚の脂質成分の減少のサインと認識することができる．脂質の減少により角質層の潤いが失われ，皮膚の有するバリア機能が減弱することが考えられる．また，皮膚に存在する脂質の一部は様々な微生物に対する抗菌作用を有するが[12]，それらが減少することにより皮膚での抗菌効果が減弱し，常在細菌叢の構成変化に影響を及ぼす可能性がある．

さらに，寝たきり高齢者の角質部分の pH は健常人と比べて高い傾向にある[9]．角質部分の pH の上昇は水分透過性バリア機能を低下させ，角層の剥がれやすさを誘導するとともに，Th2 型の炎症を誘導し，S. aureus が増殖しやすくなると考えられる．アトピー性皮膚炎の憎悪は以上の機能によって惹起されることが考えられている[13]~[15]．先述の通り，我々は褥瘡後感染症を惹起しやすい再発性褥瘡を発症している患者の皮膚や褥瘡の原発巣に Staphylococcus 属細菌の存在比率が高いことを見いだしており[11]，S. aureus をはじめとする Staphylococcus 属細菌のどれかが褥瘡の再発と褥瘡後感染症の誘導に重要な役割を果たしている可能性がある．また，皮膚における pH の上昇は腸内細菌科細菌の生育に都合のよい条件と考えられ，先述の通り，皮膚への糞便などの汚染をきっかけとして，腸内細菌科細菌が定着する．しかし，そのなかでそれらが褥瘡後感染症の発症にどのように関与しているかは全く不明であり，今後の検討課題である．

寝たきり高齢者は，栄養状態が不良であることや生理機能の低下なども相まって，免疫力や皮膚機能が脆弱化し，再発性も含む褥瘡や褥瘡後感染症の発症リスクが高まるとされている．しかし，今回の我々の研究結果から，それだけでなく寝たきり高齢者における健常高齢者や健常若年者と異なる皮膚細菌叢の構成，そのなかでも Staphylococcus や腸内細菌科細菌などの病原性を有する細菌の存在比率の上昇も発症リスクとなり得る可能

表 1. 再発性褥瘡発症の有無による患側での細菌叢構成の特徴

a. 健側

細菌科・属	存在比率の平均値(最低値と最高値)(%)		p 値
	再発性褥瘡非発症者(n=22)	再発性褥瘡発症者(n=7)	
Staphylococcus 属	16.9(7.4〜39.6)	9.2(6.9〜37.0)	0.98
Corynebacterium 属	114.6(9.2〜21.3)	119.6(8.4〜36.1)	0.53
Delftia 属	0.8(0.2〜1.2)	1.1(0.8〜1.5)	0.28
Anaerococcus 属	1(0.5〜2.9)	1.3(0.5〜2.4)	0.94
Stenotrophomonas 属	0.7(0.3〜1.3)	0.6(0.3〜1)	0.66
腸内細菌科	1.6(0.2〜5.9)	0.8(0.1〜4.3)	0.61
Bacteroides 属	2(0.5〜3.7)	0.1(0.04〜1.44)	0.1
Finegoldia 属	0.4(0.07〜1.3)	1.6(1.1〜2.3)	0.11
Brevibacterium 属	0.7(0〜2.7)	0.8(0.5〜1.7)	0.78
Propionibacterium 属	0.7(0.09〜2.3)	1.8(0.8〜2.4)	0.49

b. 患側

細菌科・属	存在比率の平均値(最低値と最高値)(%)		p 値
	再発性褥瘡非発症者(n=22)	再発性褥瘡発症者(n=7)	
Staphylococcus 属	47.7(12.2〜84)	92(89〜94.8)	0.002*
Corynebacterium 属	7.4(0.6〜25.1)	0.9(0.2〜3.1)	0.06
Delftia 属	0.6(0.5〜1)	0.5(0.8〜1.5)	0.53
Anaerococcus 属	0.1(0〜1.1)	0(0〜0.1)	0.13
Stenotrophomonas 属	0.5(0.3〜0.8)	0.4(0.3〜0.6)	0.68
腸内細菌科	0.3(0.06〜0.9)	0.01(0〜1.5)	0.28
Bacteroides 属	0.1(0〜1.4)	0.04(0.01〜0.2)	0.46
Finegoldia 属	0.006(0〜0.5)	0(0〜0)	0.07
Brevibacterium 属	0.01(0〜0.6)	0.02(0〜0.1)	0.73
Propionibacterium 属	0.0(0〜0.3)	0.1(0〜0.2)	0.93

*：p<0.05

性を示唆している．以上の結果より，今後寝たきり高齢者における褥瘡後感染症のメカニズムを明らかにするためには，皮膚生理機能，免疫に加え，皮膚細菌叢の構成変化などの特性を明らかにし，それら3者の相互関係について詳細に検討していく必要があるのではないかと考えている．

文 献

1) Bluestein D, Javaheri A：Pressure ulcers：prevention, evaluation, and management. *Am Farm Physician*, **78**(10)：1186-1194, 2008.
2) Braga IA, Bristo CS, Filho AD, et al：Pressure ulcer as a reservoir of multiresistant Gram-negative bacilli：risk factors for colonization and development of bacteremia. *Braz J Infect Dis*, **21**(2)：171-175, 2016.
3) Lange-Asschenfeldt B, Marenbach D, Lang C, et al：Distribution of bacteria in the epidermal layers and hair follicles of the human skin. *Skin Pharmacol Physiol*, **24**(6)：305-311, 2011.
4) Ogai K, Nagase S, Mukai K, et al：A comparison of techniques for collecting skin microbiome samples：swabbing versus tape-stripping. *Front Microbiol*, **9**：2362, 2018.
5) Chng KR, Tay ASL, Li C, et al：Whole metagenome profiling reveals skin microbiome-dependent susceptibility to atopic dermatitis flare. *Nat Microbiol*, **1**(9)：16106, 2016.
6) Benderli NC, Ogai K, Lloyd YM, et al：Share. Feasibility of microbial sample collection on the skin from people in Yaoundé, Cameroon. *Drug Discov Ther*, **13**(6)：360-364, 2019.
7) Kobayashi T, Glatz M, Horiuchi K, et al：Dysbiosis and *Staphylococcus aureus* colonization drives inflammation in atopic dermatitis. *Immunity*, **42**(4)：756-766, 2015.
8) Ogai K, Shibata K, Takahashi N, et al：Amplicon-based skin microbiome profiles collected by tape stripping with different adhesive film

dressings : a comparative study. *BMC Microbiol*, **21**(1) : 54, 2021.

9) Nagase S, Ogai K, Urai T, et al : Distinct skin microbiome and skin physiological functions between bedridden older patients and healthy people : A single-center study in Japan. *Front Med*(Lausanne), **7** : 101, 2020.

10) Ogai K, Ogura K, Ohgi N, et al : Stability of skin microbiome at sacral regions of healthy young adults, ambulatory Older adults, and bedridden older patients after 2 years. *Biol Res Nurs*, **23**(1) : 82-90, 2021.

11) Shibata K, Ogai K, Ogura K, et al : Skin physiology and its microbiome as factors associated with the recurrence of pressure injuries. *Biol Res Nurs*, **23**(1) : 75-81, 2021.

12) Fitz-Gibbon S, Tomida S, Chiu BH, et al : Propionbacterium acnes strain populations in the human skin microbiome associated with acne. *J Invest Dermatol*, **133**(9) : 2152-2160, 2013.

13) Man MQ, Hatano Y, Lee SH, et al : Characterization of a hapten-induced, murine model with multiple features of atopic dermatitis : structural, immunologic, and biochemical changes following single versus multiple oxazolone challenges. *J Invest Dermatol*, **128**(1) : 79-86, 2008.

14) Hatano Y, Man MQ, Uchida Y, et al : Maintenance of an acidic stratum corneum prevents emergence of murine atopic dermatitis. *J Invest Dermatol*, **129**(7) : 1824-1835, 2009.

15) Kurahashi R, Hatano Y, Katagiri K : IL-4 suppresses the recovery of cutaneous permeability barrier functions *in vivo*. *J Invest Dermatol*, **128**(5) : 1329-1331, 2008.

2019-2021
全国の認定医学書専門店一覧

北海道・東北地区

北海道	東京堂書店・北24条店
	昭和書房
宮 城	アイエ書店
秋 田	西村書店・秋田支店
山 形	髙陽堂書店

関東地区

栃 木	廣川書店・獨協医科大学店
	廣川書店・外商部
	大学書房・獨協医科大学店
	大学書房・自治医科大学店
群 馬	廣川書店・高崎店
	廣川書店・前橋店
埼 玉	文光堂書店・埼玉医科大学店
	大学書房・大宮店
千 葉	志学書店
東 京	文光堂書店・本郷店
	文光堂書店・外商部
	文光堂書店・日本医科大学店
	医学書院
	稲垣書店
	文進堂書店
	帝京ブックセンター (文進堂書店)
	文光堂書店・板橋日大店
	文光堂書店・杏林大学医学部店
神奈川	鈴文堂

東海・甲信越地区

山 梨	明倫堂書店・甲府店
長 野	明倫堂書店
新 潟	考古堂書店
	考古堂書店・新潟大学医歯学総合病院店
	西村書店
静 岡	ガリバー・浜松店
愛 知	大竹書店
	ガリバー・名古屋営業所
三 重	ワニコ書店

近畿地区

京 都	神陵文庫・京都営業所
	ガリバー・京都店
	辻井書院
大 阪	神陵文庫・大阪支店
	神陵文庫・大阪サービスセンター
	辻井書院・大阪歯科大学天満橋病院売店
	関西医書
	神陵文庫・大阪大学医学部病院店
	神陵文庫・大阪医科大学店
	ワニコ書店
	辻井書院・大阪歯科大学楠葉学舎売店
	神陵文庫・大阪府立大学羽曳野キャンパス店
兵 庫	神陵文庫・本社
奈 良	奈良栗田書店・奈良県立医科大学店
	奈良栗田書店・外商部
和歌山	神陵文庫・和歌山営業所

中国・四国地区

島 根	島根井上書店
岡 山	泰山堂書店・鹿田本店
	神陵文庫・岡山営業所
	泰山堂書店・川崎医科大学店
広 島	井上書店
	神陵文庫・広島営業所
山 口	井上書店
徳 島	久米書店
	久米書店・医大前店

九州・沖縄地区

福 岡	九州神陵文庫・本社
	九州神陵文庫・福岡大学医学部店
	井上書店・小倉店
	九州神陵文庫・九州歯科大学店
	九州神陵文庫・久留米大学医学部店
熊 本	金龍堂・本荘店 (外商)
	金龍堂・まるぶん店
	九州神陵文庫・熊本出張所 (外商)
	九州神陵文庫・熊本大学医学部病院店
大 分	九州神陵文庫・大分営業所
	九州神陵文庫・大分大学医学部店
宮 崎	田中図書販売 (外商)
	メディカル田中
鹿児島	九州神陵文庫・鹿児島営業所

＊医学書専門店の全店舗(本・支店,営業所,外商部)が認定店です。各書店へのアクセスは本協会ホームページから可能です。

2020.10作成

日本医書出版協会では上記書店を医学書の専門店として認定しております。本協会認定証のある書店では，医学・看護書に関する専門的知識をもった経験豊かな係員が皆様のご購入に際して，ご相談やお問い合わせに応えさせていただきます。

また正確で新しい情報を常にキャッチし，見やすい商品構成などにも心がけて皆様をお迎えいたします。医学書・看護書をご購入の際は，お気軽に，安心して認定店をご利用賜りますようご案内申し上げます。

JMPA 一般社団法人
Japan medical publishers association 日本医書出版協会
https://www.medbooks.or.jp/

〒113-0033
東京都文京区本郷5-1-13 KSビル7F
TEL (03)3818-0160　　FAX (03)3818-0159

FAX による注文・住所変更届け

改定：2015 年 1 月

　毎度ご購読いただきましてありがとうございます．
　読者の皆様方に小社の本をより確実にお届けさせていただくために，FAX でのご注文・住所変更届けを受けつけております．この機会に是非ご利用ください．

◎ご利用方法

　FAX 専用注文書・住所変更届は，そのまま切り離して FAX 用紙としてご利用ください．また，注文の場合手続き終了後，ご購入商品と郵便振替用紙を同封してお送りいたします．**代金が 5,000 円をこえる場合，代金引換便とさせて頂きます．**その他，申し込み・変更届けの方法は電話，郵便はがきも同様です．

◎代金引換について

　本の代金が 5,000 円をこえる場合，代金引換とさせて頂きます．配達員が商品をお届けした際に，現金またはクレジットカード・デビットカードにて代金を配達員にお支払い下さい(本の代金＋消費税＋送料)．(※年間定期購読と同時に 5,000 円をこえるご注文を頂いた場合は代金引換とはなりません．郵便振替用紙を同封して発送いたします．代金後払いという形になります．送料は定期購読を含むご注文の場合は頂きません)

◎年間定期購読のお申し込みについて

　年間定期購読は，1 年分を前金で頂いておりますため，代金引換とはなりません．郵便振替用紙を本と同封または別送いたします．送料無料，また何月号からでもお申込み頂けます．
　毎年末，次年度定期購読のご案内をお送りいたしますので，定期購読更新のお手間が非常に少なく済みます．

◎住所変更届けについて

　年間購読をお申し込みされております方は，その期間中お届け先が変更します際，必ずご連絡下さいますようよろしくお願い致します．

◎取消，変更について

　取消，変更につきましては，お早めに FAX，お電話でお知らせ下さい．
　返品は，原則として受けつけておりませんが，返品の場合の郵送料はお客様負担とさせていただきます．その際は必ず小社へご連絡ください．

◎ご送本について

　ご送本につきましては，ご注文がありましてから約 1 週間前後とみていただきたいと思います．お急ぎの方は，ご注文の際にその旨をご記入ください．至急送らせていただきます．2〜3 日でお手元に届くように手配いたします．

◎個人情報の利用目的

　お客様から収集させていただいた個人情報，ご注文情報は本サービスを提供する目的(本の発送，ご注文内容の確認，問い合わせに対しての回答等)以外には利用することはございません．

　その他，ご不明な点は小社までご連絡ください．

株式会社 全日本病院出版会　〒113-0033 東京都文京区本郷 3-16-4-7F
電話 03(5689)5989　FAX03(5689)8030　郵便振替口座 00160-9-58753

FAX 専用注文用紙 <u>5,000 円以上代金引換</u> (皮 '21.8)

Derma 年間定期購読申し込み（送料弊社負担）
□ 2022 年 1 月〜12 月（定価 42,130 円）　　□ 2021 年＿月〜12 月

□ Derma バックナンバー申し込み（号数と冊数をご記入ください）
No.　　　／　　　冊　　　No.　　　／　　　冊　　　No.　　　／　　　冊

	冊
Monthly Book Derma. 創刊 20 周年記念書籍 □ そこが知りたい 達人が伝授する日常皮膚診療の極意と裏ワザ（定価 13,200 円）	冊
Monthly Book Derma. 創刊 15 周年記念書籍 □ 匠に学ぶ皮膚科外用療法—古きを生かす，最新を使う—（定価 7,150 円）	冊
Monthly Book Derma. No. 307（'21.4 月増刊号） □ 日常診療にこの 1 冊！皮膚アレルギー診療のすべて（定価 6,380 円）	冊
Monthly Book Derma. No. 300（'20.9 月増大号） □ 皮膚科医必携！外用療法・外用指導のポイント（定価 5,500 円）	冊
Monthly Book Derma. No. 294（'20.4 月増刊号） □ "顔の赤み" 鑑別・治療アトラス（定価 6,380 円）	冊
Monthly Book Derma. No. 288（'19.10 月増大号） □ 実践！皮膚外科小手術・皮弁術アトラス（定価 5,280 円）	冊
Monthly Book Derma. No. 281（'19.4 月増刊号） □ これで鑑別は OK！ ダーモスコピー診断アトラス（定価 6,160 円）	冊

PEPARS 年間定期購読申し込み（送料弊社負担）
□ 2022 年 1 月〜12 月（定価 42,020 円）　　□ 2021 年＿月〜12 月

□ PEPARS バックナンバー申し込み（号数と冊数をご記入ください）
No.　　　／　　　冊　　　No.　　　／　　　冊　　　No.　　　／　　　冊

	冊
PEPARS No. 147（'19.3 月増大号） □ 美容医療の安全管理とトラブルシューティング（定価 5,720 円）	冊
□ カラーアトラス 爪の診療実践ガイド 改訂第 2 版（定価 7,920 円）	冊
□ イチからはじめる美容医療機器の理論と実践 改訂第 2 版（定価 7,150 円）	冊
□ 臨床実習で役立つ 形成外科診療・救急外科処置ビギナーズマニュアル（定価 7,150 円）	冊
□ 足爪治療マスター BOOK（定価 6,600 円）	冊
□ 日本美容外科学会会報 2020 Vol.42 特別号 美容医療診療指針（定価 2,750 円）	冊
□ 図解 こどものあざとできもの—診断力を身につける—	冊
□ Kampo Medicine 経方理論への第一歩（定価 3,300 円）	冊
□ 美容外科手術—合併症と対策—（定価 22,000 円）	冊
□ 足育学 外来でみるフットケア・フットヘルスウェア（定価 7,700 円）	冊
□ 実践アトラス 美容外科注入治療 改訂第 2 版（定価 9,900 円）	冊
□ Non-Surgical 美容医療超実践講座（定価 15,400 円）	冊
□ スキルアップ！ニキビ治療実践マニュアル（定価 5,720 円）	冊

その他（雑誌名/号数，書名と冊数をご記入ください）
□

お名前	フリガナ		診療科
		要捺印	

ご送付先	〒　　　—

TEL：　　（　　　　）	FAX：　　（　　　　）

FAX 03-5689-8030 全日本病院出版会行

年　　月　　日

住 所 変 更 届 け

お 名 前	フリガナ	
お客様番号		毎回お送りしています封筒のお名前の右上に印字されております8ケタの番号をご記入下さい。
新お届け先	〒　　　　　　都 道 　　　　　　　府 県	
新電話番号	（　　　　　　）	
変更日付	年　　月　　日より	月号より
旧お届け先	〒	

※ 年間購読を注文されております雑誌・書籍名に✓を付けて下さい。

☐ Monthly Book Orthopaedics （月刊誌）

☐ Monthly Book Derma. （月刊誌）

☐ 整形外科最小侵襲手術ジャーナル （季刊誌）

☐ Monthly Book Medical Rehabilitation （月刊誌）

☐ Monthly Book ENTONI （月刊誌）

☐ PEPARS （月刊誌）

☐ Monthly Book OCULISTA （月刊誌）

FAX 03-5689-8030

全日本病院出版会行

バックナンバー 一覧

2021 年8月現在

Monthly Book

Ｄerma.
（デルマ）

2022 年度　年間購読料　42,130 円

通常号：定価 2,750 円（本体 2,500 円＋税）×11 冊
増大号：定価 5,500 円（本体 5,000 円＋税）×1 冊
増刊号：定価 6,380 円（本体 5,800 円＋税）×1 冊

※各号定価：本体 2,500 円＋税（増刊・増大号は除く）
※ 2016 年以前のバックナンバーにつきましては，弊社ホーム
ページ（https://www.zenniti.com）をご覧ください.

編集主幹：照井　正　日本大学教授	No. 313　編集企画：
大山　学　杏林大学教授	森実　真　岡山大学教授

Monthly Book Derma．　No. 313

2021 年 9 月 15 日発行（毎月 15 日発行）
　　定価は表紙に表示してあります．
　　　　　　Printed in Japan

発行者　　末　定　広　光
発行所　　株式会社　全日本病院出版会
〒 113-0033　東京都文京区本郷 3 丁目 16 番 4 号 7 階
　　　　　電話　（03）5689-5989　Fax　（03）5689-8030
　　　　　郵便振替口座　00160-9-58753
印刷・製本　三報社印刷株式会社　　電話　（03）3637-0005
広告取扱店　㈱メディカルブレーン　電話　（03）3814-5980